Martin Büh

Meine 100 Kinder

Martin Bühler

Meine 100 Kinder

Was ich als privater Samenspender erlebt habe

riva

Bibliografische Information der Deutschen Nationalbibliothek:
Die Deutsche Nationalbibliothek verzeichnet diese Publikation in der Deutschen Nationalbibliografie; detaillierte bibliografische Daten sind im Internet über http://d-nb.de abrufbar.

Für Fragen und Anregungen:
info@rivaverlag.de

Originalausgabe, 1. Auflage 2016

Nymphenburger Straße 86
D-80636 München
Tel.: 089 651285-0
Fax: 089 652096

Redaktion: Elisabeth Bösl
Umschlaggestaltung: Marco Slowik
Umschlagabbildung: Getty Images/Tom Merton
Satz: Medienbearbeitung Machleidt, Ottobrunn
Druck: GGP Media GmbH, Pößneck
Printed in Germany

ISBN Print 978-3-86883-940-1
ISBN E-Book (PDF) 978-3-95971-287-3
ISBN E-Book (EPUB, Mobi) 978-3-95971-288-0

Weitere Informationen zum Verlag finden Sie unter
www.rivaverlag.de
Beachten Sie auch unsere weiteren Verlage unter
www.muenchner-verlagsgruppe.de

Inhalt

VORWORT

Die Erfüllung des Kinderwunsches mithilfe einer Samenspende ist bis heute eines der großen Tabuthemen in unserer Gesellschaft, so aufgeklärt und modern sie auch erscheinen mag. Viele halten Samenspenden für unmoralisch, für einen medizinisch unterstützten Seitensprung. Männer, die keine Kinder zeugen können (oder es nicht wollen, weil sie vielleicht Erbkrankheiten in sich tragen, die sie an ihre Kinder weitergeben könnten), haben nach wie vor mit dem Vorurteil zu kämpfen, dass sie weniger männlich seien. Dieses Stigma verhindert, dass Themen wie Samenspende oder künstliche Befruchtung offen diskutiert werden können. Noch schwerer haben es lesbische Paare, die sich den Kinderwunsch durch eine Samenspende erfüllen wollen, oder allein lebende Frauen, die keinen Partner, aber ein

Kind möchten. Daran haben auch Veränderungen in unserer Gesellschaft wie die Anerkennung der »Homo-Ehe« oder die Tatsache, dass die traditionelle Familie von alternativen Modellen Konkurrenz bekommen hat, bislang nichts geändert.

Ich bin seit über fünfzehn Jahren aktiver Samenspender. Ich verhelfe kinderlosen heterosexuellen Paaren, Singlefrauen oder lesbischen Paaren auf privater Ebene zum Wunschkind, denn meiner Meinung nach hat jede Frau das Recht auf ein Kind, unabhängig von ihrer Lebensweise oder sexuellen Orientierung. Das gesellschaftliche Tabu und ein Zwei-Klassen-System in der Reproduktionsmedizin haben dafür gesorgt, dass ein enormer Markt für solche privaten Samenspenden, die also nicht über eine Samenbank den Weg zur Empfängerin finden, entstanden ist, der einem Mann einen beachtlichen Nebenverdienst, wenn nicht sogar ein gutes Auskommen bieten kann.

Wie wird man Samenspender?

»Samenspender« ist natürlich keine Berufsbezeichnung im herkömmlichen Sinne. Es ist mit einer freiberuflichen Tätigkeit vergleichbar. Grundsätzlich besteht für jeden Mann zwischen zwanzig und vierzig die Möglichkeit, sein Sperma einer Samenbank zu spenden. Samenbanken sammeln das Sperma der Spender und lagern es bei -169 °C in flüssigem Stickstoff ein, um es dann an eine Empfängerin zu vermitteln.

Doch nicht jeder Spendewillige wird von einer Samenbank auch als Spender akzeptiert. Diese Einrichtungen haben hohe Anforderungen, die zum Teil durch gesetzliche Regelungen, aber auch durch praktische Erfordernisse bedingt sind. Man(n) durchläuft einen aufwändigen Bewerbungsprozess, bei dem nicht nur medizinische Tests gemacht, sondern auch Fragen zum Medikamentenkonsum und allgemeinen Lebenswandel gestellt werden. Erb- und Infektionskrankheiten wie beispielsweise HIV oder Hepatitis müssen natürlich mit absoluter Gewissheit ausgeschlossen werden können. Wird man zum Spenden zugelassen, kann man also davon ausgehen, dass man körperlich gesund ist. Obendrein unterliegt man als Spender bei einer Samenbank einer ständigen Gesundheitskontrolle.

Ist man erst einmal »offiziell anerkannter Spender«, kann man alle zwei Wochen zu bestimmten Terminen in der Samenbank spenden. Die Spermaabgabe an sich ist verhältnismäßig leicht zu bewerkstelligen. Nach dem Personalienabgleich wartet man in einem dafür vorgesehenen Bereich, bis man aufgerufen wird. Dann geht man in einen von innen abschließbaren Raum, in dem sich, je nach Ausstattung, eine bequeme Couch oder eine

Liege befinden. Weiterhin stehen Fernseher mit DVD-Playern und entsprechendem Filmmaterial und selbstverständlich einschlägige Zeitschriften zur Verfügung. Mit den vorhandenen Requisiten bringt man sich in Stimmung, um schließlich das Ejakulat in einen dafür vorgesehenen Becher zu füllen. Den gibt man vorne am Empfang ab, holt sich seinen nächsten Termin und geht dann seiner Wege. Pro Spende erhält man, je nach Vereinbarung, um die 100 Euro, die in der Regel nach ein paar Tagen auf dem Konto sind. Geht man alle zwei Wochen spenden, können im Jahr etwa 2600 Euro zusammenkommen, die, ähnlich wie beim Blutspenden, nicht versteuert werden müssen. Geht man dazu über, so wie ich, in erster Linie private Spenden zu geben, hat man freilich einen erheblich höheren Gewinn, da das Geld, das die Empfänger bereit sind auszugeben, direkt in die eigene Tasche geht.

Die regelmäßigen Termine in der Samenbank sind allerdings auch dann nicht beendet, wenn man sich entschließt, nicht mehr spenden zu wollen. Da Krankheiten wie HIV erst nach einiger Zeit zweifelsfrei nachgewiesen werden können, laufen die medizinischen Tests auf jeden Fall für eine gewisse Zeit weiter. So wird sichergestellt, dass das abgegebene Sperma den Richtlinien entspricht.

Wie empfängt die Frau das Spendersperma?

Die Empfängerin muss sich vor einer sogenannten »donogenen Insemination«, also der Gabe von Sperma mit einer Spritze, ebenfalls einer Reihe medizinischer Untersuchungen unterziehen. Außerdem werden lange und intensive Vorgespräche mit ihr und ihrem Partner geführt, in denen auch die Alternativen aufgezeigt werden. Hier stellt sich bereits die erste Hürde für ein lesbisches Paar oder eine Singlefrau: Manche Samenbanken oder Fertilitätskliniken lehnen es aus moralischen Gründen ab, Homosexuelle oder Alleinstehende zu behandeln. Wenn die Empfängerin zugelassen wird, schließt sie mit der Samenbank oder der Klinik einen Behandlungsvertrag.

Es gibt verschiedene Möglichkeiten, wie die Frau das gespendete Sperma empfangen kann. Die gebräuchlichste Methode ist die bereits erwähnte Insemination. Dabei wird das Spendersperma mit einer Spritze oder einem Katheter in die Gebärmutter der Frau eingebracht. In der Regel führt das ein Facharzt durch, aber es ist durchaus möglich, dass man es alleine oder mit seinem Partner oder der Partnerin im eigenen Schlaf- oder Badezimmer macht. Dafür ist nicht nur wichtig, dass zwischen Ejakulation und Insemination möglichst wenig Zeit vergeht (Spermien sterben nach kurzer Zeit ab, wenn die Flüssigkeit austrocknet), sondern auch, dass sich die Frau am richtigen Punkt ihres Zyklus befindet, sodass das Ei reif ist. Timing ist alles.

Eine intimere Variante der Insemination ist die Trichtermethode. Dabei führt sich die Frau einen handelsüblichen Kunststofftrichter in die Vagina ein, in den der Mann dann entweder direkt ejakuliert oder in den er das Ejakulat mit einer Spritze hinein gibt. Nach der Insemination kann die Frau sich eine sogenannte Menstruationstasse einsetzen, die dafür sorgt, dass das Sperma dort bleibt, wo es »wirken« soll.

Die Anwesenheit des Partners oder der Partnerin bei der Insemination, sei es zu Hause oder in der Arztpraxis, sorgt für Entspannung bei der Partnerin – und die ist wichtig, wenn es mit der Befruchtung klappen soll.

Die Insemination ist nicht erfolgversprechender als »normaler« Geschlechtsverkehr – sie ist lediglich aufwändiger. Meistens sind mehrere Versuche über mehrere Zyklen hinweg nötig, damit die Frau schwanger wird. Bei einer Samenbank können sich um die 700 Euro pro Versuch ergeben, die nicht von den Krankenkassen übernommen werden. Hinzu kommen Bearbeitungs- und Verwaltungsgebühren sowie die Gebühren für die medizinischen Tests und Vorgespräche.

Noch komplizierter – und damit auch sehr viel teurer – wird es bei der IVF, der In-vitro-Fertilisation. Im Gegensatz zur Insemination handelt es sich bei der IVF um eine künstliche Befruchtung. Nach einer Vorbehandlung mit Hormonen wird mit einer Stimulationstherapie zur Eizellproduktion begonnen. Wenn genügend Eibläschen (Follikel mit Eizelle) herangewachsen sind, spritzt man das Schwangerschaftshormon HCG, um die Eizellreifungsphase abzuschließen. 32 bis 36 Stunden nach der HCG-Spritze können unter Narkose Eizellen aus dem Eierstock entnommen werden. Bei dieser sogenannten Follikelpunktion führt der Arzt eine Punktionsnadel mit Ultraschallkopf durch die Scheide bis zum Eierstock, sticht ein Eibläschen nach dem anderen an und saugt die Flüssigkeit ab. Die abgesaugte Flüssigkeit enthält in den meisten Fällen eine Eizelle.

Die Eizellen werden im Labor in eine besondere Nährlösung gegeben, mit einer bestimmten Menge gut beweglicher Samenzellen vermischt und im Brutschrank kultiviert, bis sie das sogenannte Vorkernstadium (eine Eizelle im Anfangsstadium der Befruchtung, in dem der männliche und der weibliche Zellkern noch getrennt zu sehen sind) erreicht haben. An diesem Punkt muss das Paar entscheiden, bei wie vielen Eizellen die Befruchtung abgeschlossen werden soll. Selbstverständlich gilt auch hier das eherne Gesetz der

Marktwirtschaft: Will man mehr, zahlt man mehr. Doch die Zahl kann nicht beliebig hoch sein, sondern ist durch die jeweiligen Gesetze eines Landes bestimmt.

In den folgenden zwei bis vier Tagen teilt sich die befruchtete Eizelle mehrmals und wird zu einem winzigen Embryo, der dann mit einem Katheter in die Gebärmutterhöhle eingesetzt wird. Zur Vorbereitung dieser Übertragung bekommt die Frau Medikamente, die die Gebärmuttermuskulatur entspannen. In der Zeit nach dem Eingriff sollte auf alles, was den Kreislauf belastet, etwa Aufregung, Sport und starke Temperaturerhöhungen wie bei Saunabesuchen, heißen Wannenbädern oder intensiven Sonnenbädern, verzichtet werden. Zwölf bis vierzehn Tage nach der Befruchtung kann der Arzt per Blutuntersuchung feststellen, ob die Frau schwanger ist oder nicht.

In Deutschland ist eine IVF nur für verheiratete heterosexuelle Paare vorgesehen. Singlefrauen und lesbische Paare müssen ins Ausland, beispielsweise nach Dänemark reisen, um die Methode in Anspruch nehmen zu können, denn dort herrscht eine liberalere Gesetzgebung. Die Kosten liegen bei rund 4000 Euro, die ebenfalls nicht von den Krankenkassen übernommen werden.

Rechte und Pflichten

Als Spender befindet man sich in vielerlei Hinsicht in einer rechtlichen Grauzone. Der Gesetzgeber sieht die Sache so: Zwei Menschen zeugen zusammen ein Kind, und daraus ergeben sich nicht nur moralische, sondern auch rechtliche Fragen, die man als Samenspender unbedingt im Vorfeld klären und schriftlich festhalten sollte.

Über eines muss sich jeder Spender im Klaren sein: Kinder, die durch eine Samenspende gezeugt wurden, haben ein Recht darauf, zu erfahren, wer ihr biologischer Vater ist. Das entschied der Bundesgerichtshof 1989. Die Anonymität, die unter Umständen sowohl vom Spender als auch von der Mutter, der Co-Mutter bei einem lesbischen Paar oder dem sozialen Vater gewünscht wird, ist also nicht gewährt, egal, ob man einen entsprechenden Passus in seiner Vereinbarung hat oder nicht. Außerdem gilt, dass der Spender vom Gesetzgeber als biologischer Vater angesehen wird, ähnlich wie bei einer Schwangerschaft nach einem One-Night-Stand. Die Spenderkinder sind also theoretisch unterhalts- und erbberechtigt. In den Vereinbarungen der Samenbanken (und auch in den Verträgen, die ich mit meinen Kundinnen geschlossen habe) versucht man, den Spender so gut es geht vor finanziellen Ansprüchen zu schützen.

Die gegenwärtige Rechtslage schließt mit dem im Frühjahr 2002 eingeführten § 1600 Abs. 2 Nr. 5 BGB die Anfechtung der Vaterschaft durch den Mann, also den sozialen »Vater«, oder die Mutter des durch donogene Insemination gezeugten Kindes aus, wenn beide vorher die Insemination gewünscht und in sie eingewilligt haben, unabhängig davon, wie sie durchgeführt wurde. Das gibt dem Spender einen gewissen Schutz vor eventuellen Klagen »seiner« Kinder.

Die Mutter kann nach § 1594 Abs. 4 BGB die Vaterschaft des sozialen Vaters bereits vor der Geburt rechtmäßig anerkennen lassen. Bei verheirateten lesbischen Paaren geht das nicht, da es sozusagen keinen Vater in der Familie gibt. Hier verpflichtet sich die sogenannte Co-Mutter im Behandlungsvertrag, das gemeinsame Kind nach der Geburt zu adoptieren, wodurch sie zum gesetzlich anerkannten zweiten Elternteil des Kindes wird.

Die Verträge, die zwischen Kliniken, Spendern und Empfängern geschlossen werden, versuchen also zumindest, dem Spender eine gewisse rechtliche Sicherheit zu bieten. Inwiefern diese jedoch tatsächlich besteht, ist fraglich. Eine mögliche Lösung, die beispielsweise in Österreich und Griechenland praktiziert wird, wäre, den Spender von vornherein vor dem Gesetz nicht als Vater anzuerkennen.

Die Insemination selbst ist vollkommen legal und wird tagtäglich durchgeführt, sei es in einer

Klinik oder zu Hause. Und trotz des gesellschaftlichen Tabus werden die Inseminationen in den nächsten Jahren nicht abnehmen. Im Gegenteil: Es ist anzunehmen, dass die zunehmende Unfruchtbarkeit bei Männern dafür sorgen wird, dass eine Samenspende für ein Paar immer öfter der einzige Weg sein wird, ein Kind zu bekommen. Aber auch die steigende Anzahl von lesbischen Paaren sowie gut ausgebildeten und wohl situierten Singlefrauen, die sich trotz des nicht vorhandenen Partners ein Kind wünschen, wird dazu führen, dass die Suche nach Alternativen zur klassischen Befruchtung durch Geschlechtsverkehr nicht abreißen wird. Die Politik sollte sich also Gedanken um entsprechende Gesetze und Regelungen machen – schließlich sind es ja nicht zuletzt die Politiker, die ständig fordern, dass wir Deutschen doch mehr Kinder in die Welt setzen sollen …

Und die Moral von der Geschicht'?

Es sind aber nicht nur rechtliche, sondern auch moralische Fragen, die jeder, der Samen spenden oder gespendeten Samen empfangen möchte, für sich beantworten muss. Welche Rolle soll, kann und will der Spender (und damit der biologische Vater) im Leben »seines« Kindes einnehmen?

Will man seinem Kind später einmal sagen, auf welchem Wege es entstanden ist? Hat der Spender eine Art Verpflichtung, dafür zu sorgen, dass »sein« Kind auch in »guten« Verhältnissen aufwächst? Spendet man einfach jedem, der genug Geld hat, sein Sperma, oder trifft man eine gewisse Auswahl?

Die Spende bei einer Samenbank ist anonym – solange kein »Spenderkind« die Herausgabe der Daten verlangt. Als Spender erfährt man nichts über die Kinder, die man gezeugt hat. Dies ist der Grund, warum ich private Spenden bevorzuge. Die absolute Anonymität war einfach noch nie etwas für mich. Ich wollte wissen, wem ich zu einem Kind verhelfe. Und ich wollte mich auch in einem gewissen Maße dadurch absichern, dass ein Vertrauensverhältnis zwischen mir und der jeweiligen Empfängerin bestand. Zudem habe ich immer schriftliche Vereinbarungen mit meinen Kundinnen getroffen, in denen diese Dinge explizit festgelegt wurden. Ob diese Vereinbarungen im Falle einer späteren Auseinandersetzung tatsächlich vor Gericht auch zu hundert Prozent greifen, kann ich nicht genau sagen. Ich bin glücklicherweise nie in die Situation gekommen.

Mir geht es schon lange nicht mehr allein darum, mit dem Kinderwunsch anderer Geld zu verdienen, auch wenn das – zugegeben – anfänglich meine Motivation dafür war. Heute möchte ich vor allem den Frauen zu einer Schwangerschaft verhelfen, denen der Weg zum eigenen Kind durch eine Samenspende oder eine künstliche Befruchtung gesellschaftlich, rechtlich oder finanziell erschwert wird. Deswegen arbeite ich viel mit lesbischen Paaren und Singlefrauen zusammen, wenngleich natürlich auch Hetero-Paare zu meinen Kunden gehören. Dass ich dabei Geld verdienen kann, ist natürlich ein Anreiz. Aber ich wollte auch ein gewisses Maß an Kontrolle darüber haben, wem ich meinen Samen spende, und so in einem begrenzten Rahmen sicherstellen, dass es dem Kind gut gehen wird.

Die Art und Weise, wie ich meine Kunden finde, hat sich in den letzten Jahren stark verändert. Waren es anfangs noch in erster Linie Kleinanzeigen in lokalen Zeitschriften oder Kontaktmagazinen, kann man heute überall auf der Welt in einschlägigen Internetforen und -portalen inserieren. So erreicht man viel mehr potenzielle Kundinnen, andererseits gibt es dadurch auch jede Menge Mitbewerber, sodass manche Spender sich sozusagen spezialisieren, etwa indem sie sich auf lesbische Paare konzentrieren.

Privat Samen zu spenden ist mehr als nur in einen Plastikbecher zu ejakulieren. Man begleitet die Frauen monate-, manchmal sogar jahrelang, bis es endlich geklappt hat. Ich habe durch diesen ungewöhnlichen Nebenjob die unterschiedlichsten Menschen sehr intim kennenlernen dürfen. Einige dieser Geschichten habe ich in diesem Buch versammelt. Alle Namen sind natürlich geändert.

Als privater Samenspender bekommt man Einblicke in die sehnlichsten Wünsche und tiefsten Abgründe der Menschen. In meinen Kurzgeschichten möchte ich Sie mitnehmen auf eine Reise in eine ganz eigene Welt. Es sind die Fälle, die mir im Gedächtnis geblieben sind, die herausragen, die ungewöhnlichen – selbst in einem so ungewöhnlichen Nebenberuf. Noch nie wurden in dieser Deutlichkeit die Erlebnisse eines Samenspenders veröffentlicht. Die Geschichten sollen das illustrieren, was ich gerade erklärt habe. Doch unabhängig davon, ob Sie als Leser zu einer meiner Zielgruppen gehören oder einfach nur einen Einblick in die Welt eines Samenspenders erlangen möchten, sollen die folgenden Seiten auch berühren, nachdenklich machen und amüsieren – und manchmal auch alles zugleich.

MEIN ERSTER PRIVATER AUFTRAG

Es war ein Samstagmorgen im Juni, als ich mit dem Zug zu einem lesbischen Paar, Maria und Jasmin, nach Trier fuhr. Je näher ich meinem Ziel kam, desto feuchter wurden meine Hände und desto weicher meine Knie. Ich hatte mich eben erst dazu entschlossen, zukünftig auch auf privater Ebene mein Sperma zu spenden, und das den beiden Frauen, die ich in einer Kinderwunschklinik in den Niederlanden kennengelernt hatte, mitgeteilt.

In Holland war es für mich viel einfacher, als Spender aktiv zu werden, da der bürokratische Apparat in den Niederlanden bei weitem noch nicht so ausgedehnt war wie in Deutschland. Natürlich wurden auch hier medizinische Tests durchgeführt und Lebenswandel und Medikamentenkonsum des Spenders abgefragt. Aber der Prozess insgesamt war doch um Längen überschaubarer als in Deutschland. Für die beiden Frauen war es in den Niederlanden ebenfalls einfacher, gespendetes Sperma zu empfangen – weil die Holländer sehr viel entspannter mit Homosexualität umgingen.

Ursprünglich hatte ich den Weg in diese Klinik nur auf mich genommen, um dort eine Samenspende abzugeben und so in den Pool der anonymen Spender aufgenommen zu werden.

Wir hatten uns im Wartezimmer kennengelernt. Die zwei Frauen waren offen mit ihrer Sexualität umgegangen, und aus blanker Neugier hatte ich mit ihnen ein Gespräch angefangen. Auch sie hatten sich für mich als Samenspender interessiert. Nach meinem Termin hatten sie vor der Klinik auf mich gewartet und ganz direkt gefragt, ob ich mir vorstellen könne, für sie privat zu spenden. Nach ein paar Tagen Bedenkzeit hatte ich zugestimmt.

Jetzt wollten wir uns treffen und besprechen, wie alles ablaufen sollte. Ein schwieriges Kapitel, wenn man das erste Mal in diese Situation kommt und spürt, dass es ernst wird. Mir schwirrten tausend Fragen durch den Kopf: Was, wenn dieses Kind mich später einmal kennenlernen will? Oder wenn es mich auf Unterhalt verklagt? Wird es überhaupt klappen? Wie gehe ich damit um, wenn es klappt? Wird das Kind später einmal eine

Erklärung fordern? Was sagt man dann? Wie viel Geld ist das eigene Sperma eigentlich wert? Ist es geschmacklos, dieses zu vermarkten? Trotz all der Fragezeichen in meinem Kopf wollte ich den beiden helfen, und jetzt galt es, zu sehen, ob wir uns einig werden konnten.

Am Bahnhof in Trier angekommen wurde ich auf das Herzlichste begrüßt, und wir fuhren in die Wohnung der beiden. Sie hatten einen wunderbar duftenden Kirschkuchen gebacken, und beim gemütlichen Zusammensitzen wich die Anspannung langsam, meine wie ihre. Maria und Jasmin erzählten mir ihre Geschichte, die mich wirklich zutiefst bewegte. Sie waren seit zehn Jahren zusammen, und irgendwann kam der Wunsch nach einem eigenen Kind auf, der immer stärker wurde. Gemeinsam entschlossen sie sich, sich in einer Kinderwunschklinik in Holland behandeln zu lassen, denn eine andere Möglichkeit gab es für sie als gleichgeschlechtlich lebendes Paar in Deutschland damals noch nicht.

Allerdings waren zu dieser Zeit auch die Beneluxstaaten noch nicht so liberalisiert wie heute. Für die Frauen und Paare, die dem offiziellen Weg über die behandelnden Kliniken und dem damit verbundenen Papierkram aus dem Weg gehen wollten, gab es sogenannte Mittelsmänner, die anonyme Kontakte zwischen den Kliniken und den Empfängern herstellten. Man konnte sie über einschlägige Internetforen kontaktieren und bekam meistens kurze Zeit darauf eine E-Mail mit weiteren Informationen. Die Vermittler trafen mit Kliniken sogenannte Patientenvermittlungsvereinbarungen. Die Kliniken rechneten mit dem Vermittler ab, der wiederum von den Paaren bezahlt wurde.

Kurzum, der Vermittler, an den Maria und Jasmin geraten waren, hatte ihnen einen dreistelligen Betrag abgenommen und war dann auf Nimmerwiedersehen verschwunden. Der Traum vom eigenen Kind war für das Paar nach diesem fehlgeschlagenen Versuch erst mal geplatzt, da die finanziellen Mittel für weitere Versuche nicht vorhanden waren. Einige Zeit später kamen sie auf die Idee, einen gemeinsamen Freund, der unfruchtbar war, zu fragen, ob er sich als vorgetäuschter »Partner« zur Verfügung stellen würde, damit sie eine Insemination mit Spendersamen in Deutschland durchführen lassen könnten. Über die anfallenden Kosten von damals rund 4000 Mark waren die beiden Frauen sich im Klaren, jedoch überwog der unbändige Wunsch nach einem eigenen Kind. Der Freund willigte ein, aber nach insgesamt fünf erfolglosen Versuchen mit einem anonymen Spender von der Samenbank wurde auch diese Idee beerdigt, und langsam verabschiedeten sich beide Frauen von dem Gedanken, jemals schwanger werden zu dürfen.

Der Termin in der holländischen Klinik hatte ihr letzter Versuch sein sollen – dann hatten sie mich kennengelernt. Die beiden erzählten mir von ihrer Jugend, als sie sich, damals beide noch in Hetero-Beziehungen lebend, ineinander verliebten, dann jahrelang heimlich ihre Leidenschaft auslebten und sich schließlich irgendwann outeten. Mir war damals überhaupt nicht bewusst, was gleichgeschlechtliche Paare alles durchleben müssen, welche Schikane und Diskriminierung auch in unserem vermeintlich liberalen Deutschland herrschen.

Je länger das Gespräch dauerte, desto schwerer fiel es mir, es auf den eigentlichen Grund meines Hierseins, zum Samenspenden, zu lenken. Irgendwann sah ich unübersehbar auf die Uhr – ein Trick, der immer funktioniert. Umgehend kamen wir zum geschäftlichen Teil und waren uns schnell einig, dass wir es gemeinsam versuchen wollten. Also setzten wir am Küchentisch eine handschriftliche, ziemlich zusammengewürfelte Vereinbarung auf. Sie beinhaltete, dass ich den beiden Frauen gegen ein Entgelt von 100 Mark meine Spermien termingerecht zur Verfügung stellte, gleichzeitig aber auch von allen möglichen Forderungen oder Verpflichtungen, die bei einer erfolgreichen Insemination später an mich als Erzeuger herangetragen werden könnten, entbunden wurde. Im Gegenzug verzichtete ich auf jegliches Besuchsrecht und nahm von allen mir als Vater möglicherweise zustehenden Rechtsansprüchen Abstand.

Auf diese Klauseln habe ich auch später immer viel Wert gelegt, um mich als Spender so gut es geht zu schützen. Ein ganz wichtiger Aspekt war für mich schon damals aber auch, dem Kind, das aus einer solchen »Verbindung« entsteht, die Möglichkeit zu geben, mich kennenzulernen, wenn es das möchte. Nicht jede Empfängerin war im ersten Moment mit dieser Klausel glücklich, aber ich habe es immer geschafft, überzeugend zu argumentieren. In meinen Augen muss jedem Menschen die Möglichkeit gegeben werden, über seine Herkunft Bescheid zu wissen, damit er eine gefestigte Persönlichkeit entwickeln kann.

Nun kam die Frage der Methode ins Spiel. Schnell war klar, dass die Zeugung des Kindes ohne Sex stattfinden sollte. Die beiden würden das von mir bereitgestellte Ejakulat mittels einer Spritze händisch einführen. Als alles besprochen und die Vereinbarung unterschrieben war, machten wir aus, dass der erste Versuch um den 15. Juli herum stattfinden sollte. Nachdem die beiden das schon jahrelang machten, konnten sie ihren Zyklus und somit ihren Eisprung genau vorherberechnen. Für die dann anfallenden Reise- und Übernachtungskosten sagten sie mir die Übernahme zu, ohne dass ich das Thema eigens zur Sprache bringen musste. Unterm Strich kostete es sie trotzdem noch weniger, meine Dienstleistung in Anspruch zu nehmen, als ein weiterer Versuch in einer Samenbank.

Obwohl wir alles genau geregelt und festgehalten hatten, fuhr ich mit einem komischen Gefühl und vielen ungeordneten Gedanken nach Hause zurück. Ich war wahnsinnig aufgeregt, aber zugleich neugierig auf das, was da noch kommen würde. In dieser Stimmung schien der 15. Juli unendlich schnell näher zu rücken, und ich wurde von Tag zu Tag unruhiger. Am Stichtag packte ich meine Siebensachen und fuhr wieder nach Trier, nicht weniger aufgeregt als beim ersten Mal. Maria und Jasmin erwarteten mich mit langen Gesichtern am Bahnhof. Durch all die Aufregung lief der Zyklus eben nicht mehr wie ein Schweizer Uhrwerk und der Eisprung war nicht in Sicht. Tag um Tag verging, die Zeit erschien mir ewig lang. Beide Frauen waren berufstätig, deswegen war ich in der Wohnung tagsüber alleine. Ich hatte mir, da ich mich mit meinem Vorgesetzten gut verstand, spontan ein paar Tage Urlaub nehmen können. Doch meine Freizeit mit Warten in einer fremden Wohnung verbringen zu müssen, sorgte nicht gerade für gute Laune.

Endlich, nach vier Tagen des Wartens, klopfte Maria frühmorgens an die Tür des Gästezimmers und jauchzte: »Es ist so weit!« Ich bekam einen

Becher gereicht und machte mich ans Werk. Doch es fiel mir gar nicht so leicht, den Kopf frei zu machen, denn immer wieder drängten sich Fragen in den Vordergrund: »Ist das richtig, was ich hier mache? Wird es dem Kind später gut gehen? Bin ich verantwortungslos?« Irgendwann schaffte ich es doch zum Orgasmus und stellte den Becher wie verabredet ins Bad. Mein Teil war erledigt.

Ich legte mich wieder aufs Bett und war soweit zufrieden. Super schnell verdientes Geld, etwas in der Welt herumgekommen und ein Frauenpaar glücklich gemacht, sagte ich mir. Mir ging der Gedanke durch den Kopf, wie viele Milliarden an Spermien ich wohl in meinem jugendlichen Leben einfach so hatte vertrocknen lassen, ohne damit Geld zu verdienen.

Ein heftiges Klopfen riss mich aus dem Halbschlaf. Maria rief weinerlich: »Wir haben ein Problem!« Ich antwortete, dass ich gleich käme, worauf sie erwiderte, dass das ja wunderbar sei! (Die Bedeutung ihrer Worte verstand ich aber erst im Nachhinein.) Ich zog mich an und ging in die Küche. Dort saßen beide Frauen mit Tränen in den Augen am Tisch. Sie hatten den Becher aufs Bett gestellt, doch beim Vorbereiten der Spritze war er umgekippt und das Sperma herausgelaufen. Was nun? Beide schauten mich so hilflos und enttäuscht an, dass ich ihnen sofort einen zweiten Versuch zusagte. Zwanzig Minuten später übergab ich den zweiten Becher, und beide waren überglücklich. Diesmal klappte die Insemination, und wenige Stunden später reiste ich ab.

Die nächsten Tage und Wochen zogen sich. Immer wieder dachte ich an Maria und Jasmin und fragte mich, ob es funktioniert hatte. An einem Sonntagmorgen kam die erlösende Nachricht per Telefon: »Wir sind schwanger!« Unfassbar! Und gleich beim ersten Versuch! Beide Frauen sprudelten vor Euphorie. Lachen, Heulen, Schreien, alle Emotionen auf einmal drangen durch das Telefon und übertrugen sich auf mich. In mir machte sich ein Glücksgefühl breit, das ich zum damaligen Zeitpunkt noch nicht oft in meinem Leben erfahren hatte. Selbst heute, über ein Jahrzehnt und viele erfolgreiche Inseminationen später, ist es noch nicht in Worte zu fassen.

Maria und Jasmin haben bis heute Kontakt zu mir. Unser Verhältnis ist und bleibt mit Sicherheit auch künftig weit mehr als ein reines Spender-Empfängerinnen-Verhältnis. Sie haben eine wunderbare Tochter bekommen. Sie ist mein erstes Spenderkind und damit für immer etwas ganz Besonderes. Wäre mein erster Auftrag anders verlaufen, wer weiß, vielleicht hätte mein Leben eine ganz andere Wendung genommen.

TURBO-RENATE

Der erste Kontakt zu Renate kam, wie fast immer bei neuen Anfragen, per E-Mail zustande. Ich hatte mich mittlerweile in mehreren einschlägigen Foren im Internet angemeldet und bot dort meine Dienste an. Diese Nachricht von Renate war äußerst sachlich und kühl, der Sachverhalt schnell geschildert: Sie war Ärztin und lebte seit 15 Jahren mit ihrem Mann Peter in Wien zusammen. Sie hatten bereits zwei Kinder im Alter von sechs und neun Jahren. Der Kinderwunsch war soweit abgeschlossen, deswegen hatten sie sich entschieden, bei Peter eine Vasektomie zur Sterilisation durchführen zu lassen. Doch nach zwei Jahren bemerkte Renate, dass noch immer der Wunsch nach einem weiteren Kind vorhanden war. Nach langen Gesprächen hatte das Paar gemeinsam beschlossen, die Sterilisation rückgängig machen zu lassen. Da es in Österreich keine spezielle Klinik dafür gab, hatte sich Peter in einer renommierten Dortmunder Klinik für 10 000 Euro operieren lassen. Doch es wollte und wollte nicht klappen.

Nach jahrelangen erfolglosen Versuchen, schwanger zu werden, hatte Renate ihren Mann dazu überreden wollen, ein Spermiogramm erstellen zu lassen, um der Ursache ihres Misserfolges auf den Grund zu gehen. Wie auch in anderen Dingen sind Männer, gerade was ihre Fruchtbarkeit angeht, unendlich eitel und stolz. Alles Zureden von Renate hatte bei Peter nichts geholfen. Er weigerte sich. So traf Renate eines Tages den Entschluss, sich allein nach einem Samenspender umzusehen und die Sache mit der Schwangerschaft selbst in die Hand zu nehmen. Über meine Anzeige in einem Forum kam sie auf mich.

Wir wurden uns schnell über alle Modalitäten einig und vereinbarten einen ersten Termin. Ich buchte ein Zimmer im Hotel Vier Jahreszeiten in Wien, wo auch die Übergabe stattfinden sollte. Ich ging natürlich davon aus, dass Renate in Begleitung ihres Mannes zum Treffen und zu der anschließenden Spermaübergabe kommen würde – obwohl es Renates Entschluss gewesen war und er sich geweigert hatte, sich untersuchen zu lassen. Immerhin sollte es ja auch sein Kind werden.

Zum vereinbarten Termin flog ich nach Wien. Kaum angekommen, rief Renate auch schon an.

Sie teilte mir mit, dass sie alleine komme und nicht Peter die Insemination bei ihr durchführen werde, sondern ich dies übernehmen müsse. Ich hatte das zwar noch nie gemacht, dachte mir aber, dass ich das schon hinbekommen würde. Als Renate dann aber noch hinzufügte, dass sie genau zwanzig Minuten Zeit habe und mit drei Hunden ins Hotel komme, wurde ich doch etwas stutzig. Sie hatte schon vorher erwähnt, dass sie zeitlich sehr unter Druck stehe, weil sie ja bereits zwei Kinder habe und außerdem als Ärztin Vollzeit arbeite. Aber zwanzig Minuten für den Erstkontakt inklusive Masturbation und anschließender Insemination erschien mir dennoch sehr knapp. Und warum zum Teufel brachte sie ihre Hunde mit? Ich verstand die Welt nicht mehr.

Wenig später stand Renate mir dann samt Vierbeinern völlig abgehetzt im Hotelzimmer gegenüber und erklärte mir den Sachverhalt: Ihr Mann wusste gar nichts von ihrem Vorhaben, geschweige denn von mir. Sie wollte ihm das Kind unterschieben, da er ja nicht bereit war, sich untersuchen zu lassen. So langsam verstand ich die Umstände: Peter saß also zu Hause, während sie »nur kurz mal mit den Hunden um den Block« gehen wollte. Irgendwie hatte das Ganze etwas von einem Überfall. Und weil Renate mich nicht nach meiner Zustimmung gefragt, sondern mir resolut mitgeteilt hatte, was jetzt zu tun sei, kam ich gar nicht auf die Idee, zu protestieren. Um Ruhe vor den Hunden zu haben, sperrte ich die Meute kurzerhand in das Bad meines Hotelzimmers und produzierte dann in der separaten Toilette das Sperma, was etwas dauerte. Als ich damit zurück ins Zimmer kam, traute ich meinen Augen nicht. Renate lag ausgezogen in meinem Bett, spreizte ihre Beine und wartete schon ungeduldig darauf, dass ich ihr die Spritze einführte und die Insemination vornahm. Ich war sprachlos, aber Zeit zum Nachdenken blieb mir nicht. Um ganz ehrlich zu sein, ich konnte das nur deshalb, weil Renate eine wirklich hübsche und gepflegte Person war. Da fällt es jedem Mann natürlich leichter, eine derart intime Handlung durchzuführen. Nach getaner Arbeit holte sie ihre bellenden Hunde aus dem Bad und verschwand genauso schnell, wie sie gekommen war.

Die nächste Übergabe war für den kommenden Tag vereinbart – Renate wollte wirklich keine Zeit verschwenden und auf Nummer Sicher gehen. Ich verbrachte den Rest des Tages im wunderschönen Wien. Schon früh am nächsten Morgen klingelte mein Handy. Renate war dran und kündigte an, dass sie auf dem Weg zu mir sei. Ich solle schon mal anfangen zu onanieren, denn heute habe sie noch weniger Zeit als gestern. Und wie schon am Vortag trat sie so bestimmend auf, dass ich nicht einmal auf die Idee kam, ihr zu widersprechen, sondern einfach tat, wie geheißen.

Ich war tief in wunderbar erotischen Fantasien versunken und gerade mitten bei der »Handarbeit«, als es an der Tür klopfte. Anstatt auf meine Antwort zu warten, stand Renate – aufgrund der unverschlossenen Tür – bereits im nächsten Moment in meinem Zimmer. Es störte sie nicht im Geringsten, dass ich noch nicht zum Orgasmus gekommen war, und dass mir das vielleicht peinlich sein könnte, so überrascht zu werden, schien ihr nicht in den Sinn zu kommen. Sie sperrte ihre Hunde ins Bad, zog sich aus, legte sich neben mich aufs Bett und stimulierte sich selbst. Als Ärztin wusste sie, dass sich dadurch der Muttermund weitete, sodass das Weiterkommen der Spermien Richtung Eizelle erleichtert wurde. Und als Frau wusste sie genau, dass meine Ejakulation nun ganz schnell stattfinden würde. Und obwohl ich völlig perplex war, muss ich zugeben, dass sie damit nicht unrecht hatte. Als ich fertig war, folgte das gleiche Ritual wie schon am Vortag: Ich nahm die Insemination vor, Renate zog sich an und machte sich mit ihren Hunden auf den Rückweg, weswegen ich ihr den heimlichen Spitznamen »Turbo-Renate« verpasste.

Ich flog am selben Tag zurück nach Hamburg und ahnte bereits, dass es bei Renates Vorgehen und dem zeitlichen Druck wohl nicht geklappt haben würde. Es dauerte auch nicht lange, bis der erwartete Anruf, mit dem sie mir das negative Ergebnis des Schwangerschaftstests mitteilte, kam. Also vereinbarten wir den nächsten »Abgabetermin«. So wurde Renate mein erster Dauerauftrag, und das über zwei Jahre lang. In dieser Zeit haben wir alle ihre Zyklen genutzt. Nur an drei Terminen konnte ich nicht nach Wien kommen, schließlich arbeitete ich immer noch hauptberuflich. Jedes Mal, wenn ich ihr absagen musste, machte mir Renate am Telefon die Hölle heiß, nur um dann Stunden später erneut anzurufen und sich zu entschuldigen.

In dieser Zeit fragte ich sie einmal, warum sie sich nicht einfach jemanden gesucht hatte und sich ihren Kinderwunsch per One-Night-Stand erfüllte. Renate war entsetzt über meine Frage und antwortete, dass sie ihren Mann Peter über alles liebe und niemals betrügen würde. Sie war (und ist) wirklich eine ganz einzigartige Persönlichkeit, und über die Jahre kamen wir uns immer näher. Nicht im körperlichen Sinne; wir entwickelten eine Art Freundschaft, die einerseits oberflächlich blieb – sie war schließlich immer noch meine Kundin –, mir andererseits aber auch persönlichere Einblicke gewährte, als das selbst unter guten Freunden oft der Fall ist.

Nach zwei Jahren ohne Erfolg – wohlgemerkt mit enormem Aufwand, musste ich doch jeden Monat aufs Neue nach Wien reisen – kam endlich der erlösende Anruf: »Ich bin schwanger!«

Turbo-Renate war endlich am Ziel ihrer Träume und bedankte sich überschwänglich. Außerdem sagte sie mir, dass sie zukünftig keinen Kontakt mehr wünsche und ihre Schwangerschaft mit ihrem Mann genießen möchte. Peter habe demnächst Geburtstag, dann wolle sie ihm die freudige Mitteilung machen. Für mich war der Fall abgeschlossen, und ich war durchaus froh, endlich diese monatlichen Wien-Reisen hinter mir zu haben.

Doch schon zwei Tage später rief Renate zu meiner Überraschung erneut an, diesmal weinend und verzweifelt. Unter Tränen schilderte sie mir, was vorgefallen war. Ich kapierte zuerst nicht, was los war, erst langsam verstand ich ihr Problem: Als sie Peter wie geplant sein besonderes Geburtstagsgeschenk gemacht hatte, hatte er nicht mit der erwarteten Freude reagiert, sondern mit ziemlichem Ärger. Denn er hatte die Sterilisation nie rückgängig machen lassen! Er hatte Renate angelogen, weil er eigentlich keine Kinder mehr haben wollte, seine Frau aber so sehr von ihrer Idee, ein weiteres Kind zu bekommen, besessen gewesen war, dass er es nicht übers Herz gebracht hatte, ihr die Wahrheit zu sagen. Daher war er zwar in Dortmund in der Klinik gewesen, hatte die geplante OP jedoch abgesagt. Seiner Renate hatte er nichts davon erzählt, sondern sie im Glauben gelassen, dass er nun wieder zeugungsfähig wäre. Sie würden es noch ein paar Jahre probieren, dachte er sich, aber irgendwann würde Renate einsehen, dass es zu spät und sie zu alt war. Jetzt, wo seine Frau tatsächlich schwanger war, beichtete er ihr alles und wollte natürlich wissen, woher das Kind stammte.

Er unterstellte Renate verständlicherweise eine Affäre. Die Geschichte mit dem Samenspender, die sie ihm erzählte, konnte er nicht glauben. Renate war verzweifelt, denn ihr Mann packte schon seine Sachen, um die Familie zu verlassen. Renate bat mich, umgehend nach Wien zu kommen und ihr zu helfen, ihre Glaubwürdigkeit wiederherzustellen und zu retten, was noch zu retten war. Sie sagte zu, alle Kosten zu übernehmen, Hauptsache, ich wäre schnell da.

Wie hätte ich da nein sagen können? Nicht nur, dass Turbo-Renate und ich uns seit zwei Jahren kannten, es ging dabei ja auch um ein Kind, das in einer liebevollen Familie aufwachsen sollte. Ich buchte die teuersten Flüge meines Lebens, die mich so schnell wie möglich nach Wien brachten: einen Businessflug von München nach Bozen (Südtirol) und dann weiter nach Wien. Dort holte mich Renate am Flughafen ab, und wir fuhren direkt zu ihr nach Hause, wo Peter wartete. Die Kinder hatte sie zur Oma gebracht.

Ich versuchte zu vermitteln, aber es war aussichtslos, einfach zum Verzweifeln. Zu viele Emotionen waren im Spiel; die ganze Sache noch zu frisch, nur wenige Stunden alt. Es schien unmöglich, dass sich die beiden jemals wieder versöhnen würden, zu tief war Peter verletzt, und auch Renate machte ihrem Mann Vorwürfe, sie belogen zu haben. Das Vertrauen auf beiden Seiten schien zerstört, die Ehe nicht mehr zu retten.

Nach fast zwei Stunden ergebnislosen Schreiens machte ich den Vorschlag, mit Peter alleine auf neutralem Boden zu sprechen. Er willigte ein, und wir gingen in ein Café in der Wiener Altstadt. Peter, den ich ja an diesem Tag zum ersten Mal sah, wiederholte zuerst nur das, was er seiner Frau stundenlang ins Gesicht gebrüllt hatte, nämlich, dass er sich hintergangen fühle und ihr das nie werde verzeihen können. Als er mich endlich zu Wort kommen ließ, erzählte ich ihm, dass ich Renate einmal gefragt hatte, warum sie es nicht mit einem One-Night-Stand versucht habe. Als Peter Renates Antwort aus meinem Mund hörte, fing er an zu weinen und öffnete sich zugleich für ein Gespräch. Ich merkte, dass jetzt eine Chance bestand, die Sache doch noch zum Guten zu wenden. Wir sprachen stundenlang miteinander, wechselten zwischendurch das Lokal und gingen auch irgendwann von Kaffee zu etwas Stärkerem über. Peter wollte alle Details der Zeugung des Kindes wissen. Seine Fragen konnte ich ehrlich beantworten, denn es hatte ja nie einen sexuellen Kontakt zwischen mir und seiner Frau gegeben.

Das Gespräch wurde zunehmend angenehmer, was nicht zuletzt an den guten »Heurigen« lag, die wir zahlreich konsumierten. Als die Morgenstunden anbrachen und wir das letzte Lokal verlassen mussten, fuhren wir im Taxi zurück in die Wohnung zu Renate. Sie hatte natürlich vor Sorge kein Auge zugemacht und staunte jetzt nicht schlecht, als Peter und ich Arm in Arm mit gefühlten zwei Promille vor ihrer Tür standen.

Renate und Peter versöhnten sich wieder – wahre Liebe kann eben doch einiges verzeihen und überstehen. Am 24. Dezember bekam sie ihr Kind, und die beiden konnten ihr neues Elternglück gemeinsam erleben. Nach dieser Vorgeschichte war das fast ein kleines Weihnachtswunder.

GELD ALLEIN MACHT NICHT GLÜCKLICH

Als Samenspender habe ich nicht nur privat gespendet, sondern auch Klinikbegleitungen praktiziert. Es gab immer wieder Kundinnen, bei denen eine einfache Insemination mit einer Spritze ohne Wirkung blieb, auch über einen längeren Zeitraum hinweg. In manchen Fällen ist eine IVF, eine In-vitro-Fertilisation, die einzige Möglichkeit, zumindest die Chance auf eine Schwangerschaft zu haben. Weil lesbischen Paaren oder Singlefrauen eine solche IVF in Deutschland aus (meiner Meinung nach an den Haaren herbeigezogenen) »ethischen« Gründen verwehrt bleibt, biete ich diesen Frauen an, sie während des gesamten Prozesses, also auch bei den Vorgesprächen und -untersuchungen, zu begleiten – gegen ein entsprechendes Honorar, versteht sich.

Die Frauen erhalten dann meine eigenen Spermien zur Befruchtung der Eizellen. Das hat den angenehmen Nebeneffekt, dass ich als Lebenspartner auftreten kann, wodurch unangenehme Fragen vermieden werden und die Damen sich insgesamt wohler fühlen. Als liiertes Paar ist es außerdem einfacher, für eine IVF zugelassen zu werden. In Dänemark, wo die Gesetzgebung diesbezüglich liberaler ist, kann ich auch nur als Freund und Beistand fungieren.

2009 begleitete ich die Schweizerin Petra aus Bern zu ihrer IVF nach Kopenhagen. Sie war der festen Überzeugung, dass sich ihr Kinderwunsch allein dank ihrer wohlhabenden Situierung erfüllen würde. Wenn man finanziell so gut ausgestattet sei wie sie, wäre alles nur reine Formsache, erklärte sie mir im Brustton der Überzeugung.

An einem Sonntagmorgen holte ich Petra in Kopenhagen am Flughafen ab. Sie kam mit einem Privatflugzeug aus Zürich. Wir gingen ins Café Nobles und besprachen unseren Vertrag sowie das weitere Vorgehen. Die Termine und Zahlungsmodalitäten hatte ich bereits im Vorfeld mit der Fertilitätsklinik vereinbart. Mir fiel es schwer, während unseres Gesprächs zu Wort zu kommen – und das will etwas heißen.

Petra war zu sehr damit beschäftigt, von ihrem hervorragenden wirtschaftlichen Hintergrund zu berichten. Nach einer Weile unterzeichneten wir die Verträge, und Petra bezahlte mich. Am folgenden Montag war der erste Besprechungstermin in der Klinik. Wir hatten vor, uns als Paar auszugeben, also verabredeten wir, dass wir uns kurz vor neun Uhr vor der Klinik treffen wollten. Ich kam einige Minuten zu spät, sodass Petra etwas warten musste, was ihr offensichtlich nicht gefiel. Schon seit Jahren ließ sie niemand mehr warten!

In der Klinik besprachen wir zusammen mit den Ärzten den Ablauf der IVF. Die vorbereitende Hormonbehandlung sollte in der Schweiz von Petras Privatarzt vorgenommen werden. Der Termin zur Eizellenentnahme wurde grob vereinbart. Danach brachte ich Petra zum Flughafen und verabschiedete mich.

Wenige Wochen später stand der genaue Termin zur Eizellentnahme fest. Als es so weit war, holte ich Petra erneut vom Flughafen ab und wir fuhren direkt zur Klinik. Sie hatte sich gewünscht, dass ich bei der Eizellentnahme, die unter leichter Narkose stattfand, dabei sein sollte. Es lief alles wunderbar. Petra wurde während der OP zweimal wach und war froh, jemanden Bekanntes in der Nähe zu haben. Die sonst so taff wirkende Karrierefrau war auf einmal ungewohnt sensibel und sanft.

Es wurden insgesamt sechs Eizellen gewonnen und alle erfolgreich befruchtet. Fünf davon wurden zur späteren Verwendung eingefroren, eine wurde zur Weiterkultivierung ausgewählt, um sie vier Tage im Brutschrank heranzuziehen und dann in Petras Gebärmutter einzusetzen. Petra bat mich, die Tage bis zum Eizelltransfer mit ihr in Kopenhagen zu verbringen. Ich tat ihr den Gefallen, doch nur Stunden später bereute ich diese Zusage schon wieder. Petras Privatleben schien ausschließlich aus Konsum zu bestehen. Wir verbrachten die Tage, die sich beinahe endlos hinzogen, mit Shoppen und Essengehen – alles nur in den besten Läden und Lokalen, versteht sich. Dabei erfuhr ich immer mehr Privates, und mir schien, dass Petra trotz ihrer gut betuchten Situation und all den schönen Dingen, mit denen sie sich umgab, sehr einsam war.

Zum Embryonentransfer gingen wir wieder gemeinsam in die Klinik. Medizinisch war bisher alles sehr erfolgreich verlaufen, und das Einsetzen der befruchteten Eizellen klappte ebenfalls problemlos. Die überzähligen eingefrorenen Embryonen blieben zunächst in der Klinik. Petra konnte später entscheiden, ob sie diese für sich (falls der Versuch nicht klappen sollte) verwenden, zu Forschungszwecken freigeben oder einer anderen Frau, die keine Kinder bekommen kann, spenden wollte. Als alles erledigt war, brachte ich sie zum Flughafen und verabschiedete mich. Mittlerweile hatten wir, meine Ansichten über ihr Leben hin oder her, ein gutes Verhältnis, und wir vereinbarten, dass sie sich melden würde, sobald es etwas Neues gäbe. Wenige Wochen später rief eine überglückliche Petra bei mir an. »SCHWANGER!«, tönte es aus dem Handy. Sie war überglücklich, der Fall für mich somit abgeschlossen.

Noch ein paar Wochen später fragte die Klinik bei mir, Petras vermeintlichem Partner, an, was mit den übrigen Embryonen geschehen sollte, die noch eingefroren in der Klinik lagerten. Ich leitete Petra die Anfrage per E-Mail weiter und schlug ihr vor, die Eizellen zur Spende (in Deutschland verboten, in Dänemark erlaubt) freizugeben. Einige Tage später rief Petra mich an und lehnte den Vorschlag ab. Sie teilte mir mit, dass sie den Wunsch habe, als einzige Person auf der Welt ihr Erbgut in den Händen zu halten, daher sollten die Eizellen vernichtet werden. Ich war von dieser Aussage so perplex, dass ich nochmal nachfragen musste. Jemand, der selbst auf eine Spermienspende zur Kinderwunscherfüllung angewiesen war, sollte jetzt nicht bereit sein, anderen Frauen bei der Erfüllung des gleichen Wunsches zu helfen? Das erschien mir unglaublich egoistisch! Doch nein, ich hatte mich nicht verhört. Sie wollte die Freigabe zur Eizellenspende nicht erteilen.

Petra verlor ihr Kind wenige Wochen vor der Entbindung. Einen weiteren Auftrag von ihr lehnte ich ab. Weder konnte noch wollte ich noch einmal mit ihr zusammenarbeiten, zu sehr hatte mich ihre Weigerung zur Spende schockiert. Da sie ihre kryokonservierten Embryonen hatte vernichten lassen, war sie gezwungen, mit einem anderen Samenspender von vorn zu beginnen. Doch ihre Bemühungen blieben ohne Erfolg, und irgendwann gab sie es auf. Ich will Petra nichts Böses und wollte es auch damals nicht, aber eine leise, gemeine Stimme in meinem Kopf sagt trotzdem etwas gehässig: »Mit Geld kann man sich eben nicht alles kaufen!«

NAZI-KINDER

An einem Morgen im August 2007 fuhr ich nach Dänemark zu »meiner« Samenbank, um mein gefrostetes Sperma-Depot aufzufüllen. Die Samenbank befindet sich in einem unauffälligen, mehrstöckigen Gebäude mitten in einer kleinen dänischen Küstenstadt. Hier kannte ich mich bereits sehr gut aus, war diese verträumte Stadt aufgrund meiner vielen Aufträge doch schon so etwas wie mein zweites Zuhause geworden. Neben dem luxuriös eingerichteten Eingangsbereich mit der Anmeldung liegt das Wartezimmer, das mit Milchglas abgetrennt ist, sodass eine gewisse Anonymität gegeben ist. Vom Wartezimmer aus kommt man direkt in die Kabinen, die sogenannten Orgasmus-Zimmer (die heißen wirklich so!). Darin findet man die zu befüllenden Becher sowie Hochglanz-Pornohefte und einen Fernseher, auf dem man sich, je nach Geschmack, Filme aus verschiedenen Pornogenres ansehen kann. Eine Stoppuhr misst die Zeit ab dem Betreten der Kabine. Man soll sich möglichst lange stimulieren, um ein qualitativ und quantitativ hochwertiges Sperma zu erhalten.

Als ich meine »Produktion« abgeschlossen hatte und mit meinem Becher zum Empfang ging, um ihn abzugeben, stand dort ein Mann, der sichtlich unruhig auf die Aushändigung einer Sendung wartete. Das kam mir merkwürdig vor, da man hier normalerweise entweder auf Spender oder auf deutsche lesbische Frauen traf, die eine Spermienlieferung kauften und abholten. Er war sichtlich irritiert, als ich einen Becher mit frischem Sperma auf den Tresen stellte, und fragte, ob ich hier arbeite. »Das kann man sehen, wie man will«, antwortete ich grinsend. Dann erklärte ich ihm, dass ich privater Samenspender sei und meine Spermien selbst vermarkten würde. Er stellte sich als Jens vor und war in dem kurzen Gespräch, das nun folgte, sehr, fast schon zu sehr an mir und meiner Tätigkeit interessiert. Sandra, eine Mitarbeiterin der Samenbank, kam schließlich aus dem Nebenzimmer und händigte Jens seine Bestellung aus, eine Box mit Spermien in Trockeneis. Jens bedankte sich, bezahlte, verabschiedete sich und verschwand.

Ich ging mit Sandra noch einen Kaffee trinken und danach zu meinem Auto auf dem Parkplatz vor der Samenbank. Dort stand Jens vor einem schwarzen Volvo mit schwedischem Kennzeichen und wartete auf mich. Er fragte, ob ich Zeit und Lust hätte, als Spender zu ihnen nach Schweden zu kommen. Dass er immer in der Mehrzahl sprach, wunderte mich nicht – ich ging davon aus, dass er sich und seine Frau meinte, und fragte, welche Umstände die beiden denn zu dem Entschluss zu einer privaten Samenspende hätten kommen lassen. Er antwortete, dass er darüber nicht sprechen wolle, was ich auch akzeptierte. Nicht jeder will schließlich auf einem Parkplatz über derart intime Details sprechen. Ihn hingegen interessierte, wie er denn, sollte er sich für mich als Spender entscheiden, Sicherheiten gegen Krankheiten wie HIV hätte, und er wollte wissen, wie viele Kinder ich schon gezeugt hätte. Dann kamen wir auf das Thema Kosten zu sprechen. Ich sagte ihm, dass er mit rund 1 600 Euro inklusive Anreisekosten nach Schweden rechnen müsse und dass ich grundsätzlich nur auf Vorkasse arbeiten würde. Jens wollte kurz telefonieren und danach gerne noch einen Kaffee mit mir trinken. Ich stimmte zu und erklärte ihm den Weg zum nächsten Café, wo wir uns in einer Viertelstunde treffen wollten.

Kurze Zeit später saßen wir uns in einer ruhigen Ecke des Cafés gegenüber. Jens teilte mir mit, dass alles geklärt sei und er mich gerne in etwa vierzehn Tagen nach Schweden bestellen möchte. Ich meinte zuerst, dass das recht unlogisch sei und er es doch erst mal mit dem gekauften und in seinem Auto lagernden Sperma versuchen sollte. Wenn es dann nicht klappte, könne ich ja immer noch zu ihm und seiner Frau kommen. Jens erwiderte barsch, ich solle das seine Sache sein lassen, zückte sein Scheckbuch und stellte mir einen Scheck über 3000 Euro aus. Verdutzt fragte ich, ob er denn nicht Angst habe, dass ich auf Nimmerwiedersehen mit seinem Geld verschwände, denn er hatte ja nicht mal nach meiner Anschrift gefragt. Er nannte mir grinsend meine eigene Adresse. Ich war sprachlos. Wie kam er an diese Daten? Von der Samenbank? Nein! Ausgeschlossen! Das Einzige, was ich mir vorstellen konnte, war, dass er das Nummernschild meines Fahrzeuges hatte überprüfen lassen – vielleicht war er Polizist? Das würde auch seine Verschlossenheit und seine Unruhe in der Samenbank erklären – der konservative Gesetzeshüter tat sich schwer mit diesem »unmoralischen« Thema. Wie auch immer, Jens gab keine Erklärung, und ich beruhigte mich selbst mit diesem Gedanken. Wir verabschiedeten uns und verblieben so, dass er mir den Zeitpunkt des Treffens in Schweden mitteilen sollte. Mit vielen ungeordneten Gedanken und einem nicht wirklich guten Gefühl trat ich die Heimreise an.

Der Vorfall beschäftigte mich noch eine Weile. Der Scheck wurde problemlos eingelöst und gutgeschrieben. Mein Konto freute sich, aber ich war mir immer noch nicht schlüssig, was ich von Jens und dieser ganzen Sache halten sollte. Zwei Wochen später rief Jens auch schon an und bestellte mich in die schwedische Stadt Malmö, direkt hinter der dänischen Grenze. Das Treffen sollte schon am nächsten Tag um 14 Uhr in einer Wechselstube unmittelbar nach der Grenze stattfinden. Ich startete am nächsten Morgen und war nachmittags pünktlich am Treffpunkt, wo Jens mich bereits erwartete. Er forderte mich auf, mein Auto auf dem Parkplatz stehen zu lassen und mit ihm in seinem Wagen weiterzufahren.

Was folgte, war eine über vier Stunden lange Irrfahrt in die Nähe von Göteborg, durch endlos wirkende Felder, weite Wiesen und Wälder. Während der Fahrt versuchte ich, etwas über Jens' Frau zu erfahren, aber er wollte dazu nichts sagen und beantwortete auch keine meiner sonstigen Fragen. Es wurde mir immer unheimlicher, je tiefer wir in den Wäldern verschwanden. Auf was hatte ich mich da nur eingelassen? Wie war er an meine Adresse gekommen? Ich hatte mich vor zwei Wochen mit dem Gedanken beruhigt, er könne Polizist sein. Jetzt war ich mir da nicht mehr so sicher. Was wusste er noch über mich?

Dann kamen wir an einen verlassenen Gutshof, weitab jeder Zivilisation. Ein Mann öffnete uns das Tor, und wir fuhren in das Gehöft. Mehrere Personen kamen heraus und begrüßten mich freundlich. Alle hatten rasierte Köpfe, trugen Springerstiefel und schwarze Lederkleidung. Mir lief es eiskalt den Rücken hinunter, als mir dämmerte, in welcher Gesellschaft ich mich befand. Auf was hatte ich mich nur eingelassen?

Wir gingen ins Haus und Jens, der offenbar der Wortführer war, erzählte mir, dass alle Anwesenden in familiärer Beziehung zueinander ständen, hier auf dem gemeinsamen Anwesen gemäß ihrer »arischen Gesinnung« lebten und die arische Rasse erhalten wollten. Deswegen war seine Wahl wohl auf mich, den blonden Deutschen mit blauen Augen, gefallen. Mir wurde speiübel, und es fiel mir schwer, mir nicht anmerken zu lassen, wie sehr mich diese Leute anwiderten. Außerdem bekam ich es langsam mit der Angst zu tun. Die Gegend, in der wir uns befanden, hätte ich niemals auf einer Karte gefunden, geschweige denn den Gutshof, dessen Namen ich nicht kannte, von daher war es aussichtslos, eine Art Flucht zu planen. Abgesehen davon machten die Anwesenden, auch wenn sie mir gegenüber freundlich waren, nicht im Geringsten den Eindruck, als würden sie mich freiwillig fortlassen, bevor Jens es erlaubte.

Die Frau, für die ich als Spender ausgesucht worden war, stellte sich als Jens' Schwester heraus. Sie war um die fünfundzwanzig, hübsch und machte einen sympathischen Eindruck, war aber durch die Propaganda dieser Irren vollkommen gehirngewaschen. Wir durften uns zurückziehen und unter vier Augen miteinander sprechen. Sie wollte den Ablauf der Insemination erklärt haben und fragte dann, ob auch die Möglichkeit der natürlichen Zeugung, also durch Geschlechtsverkehr, bestehe. Ich log sie an und erklärte ihr, dass die Methode mit der Spritze die erfolgreichste sei und wir sie unbedingt anwenden sollten, damit sie schnell schwanger würde. Sie war einverstanden und wollte, dass ich die Insemination durchführen sollte. Dann ließ sie mich alleine. Ich solle ihr Bescheid geben, wenn ich so weit sei.

Kaum allein, begann ich am ganzen Körper zu zittern. In was für einen Mist war ich da nur hineingeraten? Allein mit einem Haufen stupider Nazis mitten im schwedischen Nirgendwo! Natürlich wusste niemand von meinen Freunden oder meiner Familie, wo ich mich befand – Diskretion wird in meinem Job groß geschrieben. Meine einzige Chance, unbeschadet aus der Sache herauszukommen, war, es einfach durchzuziehen und mir dabei nicht anmerken zu lassen, wie sehr ich diese blödsinnige Ideologie und ihre Anhänger verachtete.

Selten hatte ich solche Probleme, zum Orgasmus zu kommen. Mein Kopf war schließlich alles andere als frei. Als ich es durch pure Konzentration geschafft hatte zu ejakulieren, sah ich mich im Zimmer um. Es war ein kleines Wohnzimmer mit offener Wohnküche. Dort entdeckte ich einen Salzstreuer, den ich öffnete, und gab einige Körner in die Inseminationsspritze hinein. Ich hoffte, dass meine Spermien dadurch sofort absterben würden. Optisch konnte man die Manipulation nicht erkennen. Dann sagte ich Jens' Schwester, deren Namen ich nicht kannte, Bescheid. Die junge Frau kam herein, und ich spürte, dass sie – im Gegensatz zu allen anderen meiner Empfängerinnen – überhaupt nicht nervös war.

Als sie sich auszog, erstarrte ich vor Schreck. Sie hatte ein gut zwei Zentimeter großes Hakenkreuz in ihrem Intimbereich tätowiert! Mein Gott wie krank!, dachte ich, bemüht, meinen Gesichtsausdruck irgendwie unter Kontrolle zu halten. Als ich ihr die Spritze einführte, kam der nächste Schock. Sie war noch Jungfrau! Aber auch hier ließ ich mir nichts anmerken und sagte auch nichts. Ich durchstach einfach ihr Jungfernhäutchen mit der Spritze und führte die Insemination durch. Irgendwie gelang es mir, dabei nicht zu zittern.

Anschließend ging ich nach draußen in den Wintergarten, wo die anderen Familienmitglieder auf mich warteten. Sie luden mich zum Essen ein und wollten wissen, ob alles gut verlaufen sei und ob ich bereit wäre, für eventuelle weitere Versuche wiederzukommen. Ich sagte fröhlich zu, wissentlich, dass mich keine zehn Pferde wieder hierherbringen würden, aber ich wollte schließlich heil nach Hause kommen. Nach dem Essen fuhr Jens mich nach Malmö zurück, wo mein Auto stand. Als ich es sah, hätte ich vor Glück und Erleichterung heulen können. Nach diesem Erlebnis war ich nicht mehr fähig, die ganze Strecke bis nach Hause am Stück zu fahren. Daher machte ich in Kopenhagen Halt und übernachtete in einem Hotel.

Von Jens und seiner Schwester hörte ich zum Glück nie wieder etwas, weder über Erfolg noch über Misserfolg. Aufgrund der »Salzbehandlung« des Spermas halte ich es für sehr unwahrscheinlich, dass Jens‘ Schwester schwanger geworden ist. Vielleicht liegt der Grund, dass Jens sich nicht mehr gemeldet hat, auch darin, dass er ein Erinnern meinerseits an den Weg, die Adresse oder sonstige Dinge verhindern wollte. Ich kann bis heute nicht sagen, wo genau das Anwesen liegt – bei einer zweiten Fahrt hätte ich vielleicht besser aufgepasst oder hätte vorher zur Polizei gehen können. Hinterher war mir auch klar, warum er bei unserem ersten Treffen ständig in der Mehrzahl gesprochen hatte. Während ich dabei an eine kleine Familie dachte, sprach er wohl von seinem »Volk«.

CAFFÈ LATTE

Ich hatte schon immer einen besonderen Bezug zu den nördlichen Ländern Europas. Während Freunde und Familienmitglieder ihre Urlaubsreisen in den sonnigen Süden antraten, bevorzugte ich Dänemark, Schweden, Finnland, Grönland und Island. Ich bin ein sehr naturverbundener Mensch und ziehe auch heute noch die Ruhe eines kleinen Sees, irgendwo zwischen kleinen Wäldern gelegen, dem Trubel von Touristenstädten vor.

Es ist schwer zu beschreiben, aber ich habe manchmal das Gefühl, als wäre die Sonne, die über Helsinki scheint, eine andere als die über Athen, Mallorca oder Mailand. Alles ist frischer, reiner, und selbst wenn es richtig warm wird, ist es nie diese drückende Hitze. Es ist so, als würde einem immer ein leichter Wind sanft über die Haut streicheln und sie ganz zärtlich massieren.

Ich habe gar nichts gegen den Süden, aber ich kann tatsächlich nicht verbergen, dass ich ein Riesenfan des nördlichen Europas bin. So war ich vor einigen Jahren auf einem Kurzurlaub in Tampere, einer Industrie-Großstadt im Südwesten Finnlands, die deswegen auch gerne liebevoll als das »Manchester des Nordens« bezeichnet wird. Das Klima hier ist gemäßigt und die Menschen in dieser Region sind außergewöhnlich freundlich.

Gleich zu Beginn meines Urlaubs erkundete ich nach dem ausgezeichneten Frühstück im Hotel die Stadt. Den ganzen Vormittag schaute ich mir die kleinen Ladengeschäfte und Einkaufsstraßen an und musste mich selbst ein wenig im Zaum halten, um nicht gleich den ersten Tag in einen Shoppingmarathon ausarten zu lassen. Gegen Mittag wollte ich ein sogenanntes Leipäjusto, einen Knisterkäse, im Englischen auch »squeaky cheese«, Quietschkäse, genannt, da er beim Kauen quietschende Geräusche von sich gibt, probieren, der in Tampere traditionell mit Moltebeerenmarmelade serviert wird. Man nennt ihn auch Juustoleipä oder Brotkäse. Letztendlich ist es ein milder Käse, der traditionell aus Kuhmilch, aber manchmal auch aus Ziegen- oder Rentiermilch hergestellt wird. Ich suchte mir einen Tisch am Fenster in einem kleinen Restaurant namens Panimoravintola Plevna und gab meine Bestellung auf.

So saß ich also an meinem Tisch und harrte dem Käse, der da kommen sollte. Nach einigen Minuten brachte die Kellnerin mir meine Portion und wünschte mir »Hyvää ruokahalua«, was so viel bedeutet wie »Guten Appetit«. Argwöhnisch betrachtete ich das, was da bei mir auf dem Teller lag, roch daran und war mir nicht ganz sicher, was ich da vor mir hatte und ob mir diese vielgepriesene lokale Spezialität wirklich schmecken würde. Der Geruch war, um es freundlich auszudrücken, ungewöhnlich. Es roch ein wenig wie eine Mischung aus Essigessenz, gegorener Schafsmilch und ausgetretenen Schuhen, von einer leichten Knoblauchnote ummantelt. Und wenn ich ganz ehrlich bin, schmeckte es auch so ähnlich. Die genannten Komponenten waren mir bis auf das Schuharoma durchaus geläufig, die Zusammenstellung behagte meinem Gaumen jedoch nicht sonderlich.

Mir fiel auf, dass ich dabei die ganze Zeit von einer nicht mehr ganz jungen, aber dennoch sehr attraktiven Frau am Nebentisch beobachtet wurde. Sie musste sich offenbar ein Lachen verkneifen, weil mein Gesichtsausdruck wohl verriet, dass ich mit meinem Quietschekäse nicht glücklich war. Als sich unsere Blicke trafen, hob sie ihr Glas, um mir freundlich zuzuprosten, und ich lächelte sie an.

Ohne dass ich sie dazu aufforderte, stand sie auf und kam zu mir herüber. »Schmeckt es Ihnen?«, fragte sie mich auf Deutsch mit einem unverkennbar britischen Akzent. Ich deutete ihr an, sich zu mir zu setzen, und schob meinen Teller beiseite.

»Nein, nicht besonders«, gab ich zu. »Sie haben das wohl schon probiert?«

»Ja, aber das liegt schon ein paar Jahre zurück«, entgegnete sie. »Das war bei meinem ersten Urlaub in Finnland. Nie wieder! Da soll mal einer behaupten, die englische Küche wäre schlecht.«

Wir lachten beide. Das Eis war gebrochen und wir kamen ins Gespräch. Sie stellte sich als Christine vor und erzählte mir, dass sie schon seit Jahren regelmäßig ihren Urlaub hier verbringen würde. Sie arbeitete als Geschichtslehrerin und kam aus Bradford. Mit ihrem Alter rückte sie nicht heraus, allerdings erfuhr ich, dass sie zweimal geschieden war und nun mit zwei Katzen alleine lebte. Auf die passte in der Zeit ihres Urlaubs eine Nachbarin namens Cathy auf. Auch ich erzählte bereitwillig von meinen Urlaubsplänen in Tampere und ein bisschen über mich selbst und mein Zuhause – und auch über meinen Nebenjob als Samenspender. Das ließ sie aufhorchen, denn sie gehörte zu den Frauen, denen das Mutterglück bislang verwehrt geblieben war. Wissbegierig hing sie an meinen Lippen, während ich aus dem Nähkästchen plauderte.

In der Zwischenzeit hatte die Kellnerin die Reste meines Essens abgeräumt. Sie schien nicht beleidigt zu sein, dass ich der guten finnischen Küche hier nichts hatte abgewinnen können. Und bei allem, was ich dem Norden auch kulturell abgewinnen kann, dieses Gericht gehört bis heute nicht einmal ansatzweise dazu. Wir bestellten beide einen Caffé Latte, was Christine dank unseres Gesprächsthemas zum Schmunzeln brachte. Der Kaffee schmeckte, und augenblicklich betrachtete ich das Lokal und sein Angebot positiver und nahm mir vor, beim nächsten Besuch ein anderes Gericht als diesen unsäglichen Knisterkäse zu bestellen.

Im Laufe des Gesprächs gingen wir immer weiter ins Detail. Christine zeigte sich sehr interessiert an meiner Dienstleistung. Doch sie hatte keine Vorstellung davon, wie eine private Insemination ablief. Nachdem ich ihr dargelegt hatte, dass es dabei nicht zu körperlichem Verkehr kommen würde, sondern es letztendlich nur eine Art »technischer Übergabe« war, kicherte sie verlegen: »Und ich dachte schon, du müsstest mit allen Frauen, die du belieferst, ins Bett.« Doch sie hatte da etwas ganz Wichtiges angesprochen. Für mich war es ganz wesentlich – und das ist es mir auch bis heute –, dass ich die Tätigkeit als Samenspender bei aller Sympathie für meine Kundinnen und mein Mitgefühl für ihre Situation grundsätzlich beruflich sah. Für Gefühle war da keine Zeit und kein Platz. So etwas hätte mich nur behindert, und es wäre sicher schneller als gewünscht zu Problemen gekommen. Schließlich denke und fühle ich wie jeder andere heterosexuell orientierte Mann, und natürlich fallen mir attraktive Frauen durchaus auf. Aber Sex mit meinen Kundinnen kam für mich nicht infrage, niemals. Nun ja, fast niemals jedenfalls, aber davon später.

Nach knapp drei Stunden hatten wir dann schließlich so viel Caffè Latte getrunken, dass er zumindest mir schon zu den Ohren wieder rauskam. Außerdem hatte ich mir ja noch einiges für meinen Urlaub vorgenommen. Ich verabschiedete mich also von Christine, die sich entschuldigte, mich so lange aufgehalten zu haben. Doch bevor wir uns trennten, tauschten wir unsere Mailadressen und die Handynummern aus. Ich sagte ihr, dass ich ihr, sollte sie sich für eine Insemination entscheiden, gerne als Samenspender zur Verfügung stehen würde. Sie müsse sich nur bei mir melden, dann könnten wir die weitere Vorgehensweise absprechen.

Die paar freien Tage, die ich mir genehmigt hatte, waren schneller vorbei, als mir lieb war. Bald fuhr ich wieder nach Hause, wo mich der Alltag schnell wieder im Griff hatte. Die Begegnung mit Christine hatte ich nach zwei oder drei Wochen vergessen. Umso mehr freute ich mich über eine E-Mail, die ich ein knappes Vierteljahr nach meinem Besuch in Tampere erhielt. Christine hatte sich intensiv mit dem Thema Insemination auseinandergesetzt und sich entschieden, es mit einer privaten Samenspende zu versuchen, nicht zuletzt, weil sie mit Mitte vierzig von den Kliniken vermutlich abgelehnt werden würde. Dass sie alleine lebte, sah sie nicht als Problem. »Es gibt so viele alleinerziehende Mütter, die ihre Kinder grandios erziehen, da werde ich es auch schaffen!«, schrieb sie. Und auch an ihrer Entscheidung, dass ich ihr Samenspender sein sollte, gebe es nichts zu rütteln. Ich hätte sie mit meiner »bodenständigen Art« beeindruckt. Sie bat mich um einen Anruf, um die nächsten Schritte zu besprechen.

Schon ein paar Augenblicke später hatte ich sie in der Leitung, und nach einer freudigen Begrüßung kamen wir sofort zur Sache. Aus meinen Erfahrungen wusste ich, dass sie im Moment eine diffizile Phase mitmachte, schließlich ging es um ihre Zukunft – und nicht zuletzt auch um die ihres Kindes, falls es mit der Befruchtung klappen sollte. Über die finanziellen Konditionen waren wir uns schnell einig. Sie bot mir an, zuzüglich zu meinem Honorar die Hin- und Rückreise nach Bradford zu übernehmen und mir für ein paar Tage bei einer Pension Kost und Logis zu stellen.

Außerdem rechnete sie noch einen wirklich großzügigen Spesensatz dazu und machte mir ein entsprechendes Angebot.

Zu der Summe, die sie mir vorschlug, konnte ich beim besten Willen nicht nein sagen. Nicht dass ich bei weniger Geld abgelehnt hätte – Christine war eine von den wirklich sympathischen Menschen, die ich im Laufe der Zeit kennenlernen durfte, und ich freute mich wirklich darauf, ihr den Wunsch nach einem Kind erfüllen zu dürfen. Für die Insemination selbst schlug ich ihr die Bechermethode vor. Schon am Tag unseres Kennenlernens hatten wir über die verschiedenen Möglichkeiten, das Sperma an den endgültigen Bestimmungsort zu bringen, gesprochen. Somit wusste sie nun in unserem Telefonat schon, wie mein Ejakulat in diesem Fall verabreicht würde.

»Ich würde gerne so gut es geht auf Nummer Sicher gehen«, entgegnete sie. »Wenn wir schon keinen richtigen Sex haben, dann lass es uns mit dem Trichter versuchen!«

Ich war baff. Keinen richtigen Sex? Ich hatte ja in Finnland schon klar gesagt, dass körperliche Beziehungen mit meinen Kundinnen für mich nicht infrage kamen. Christine schien da nicht ganz so strikt zu denken. Ich erklärte mich einverstanden, schließlich hatte ich die Trichtermethode schon ein paar Mal erfolgreich angewandt.

Nun ging es nur noch darum, den richtigen Zeitpunkt zu wählen. In einer idealen Welt hätte ihr Zyklus mit meiner aktuellen Urlaubsplanung zusammengepasst. Doch natürlich geht die Natur andere Wege als der Terminkalender. So musste ich, nachdem wir uns für den kommenden Monat abgesprochen hatten, bei meinem Brötchengeber vier Tage Sonderurlaub einreichen. Ich begründete das mit dringenden familiären Angelegenheiten und blieb damit, zumindest in einem gewissen Sinne, sogar bei der Wahrheit.

Rund drei Wochen später landete ich gegen halb elf Uhr morgens am Leeds Bradford Airport. Das Wetter war, anders als man es in Großbritannien erwartet, angenehm warm und sehr sonnig. Wir hatten uns unter einer großen Burger-King-Reklametafel in der Lounge verabredet, die wirklich nicht zu übersehen war. Ich ging zur Theke und bestellte mir einen Kaffee, um meiner leichten Müdigkeit entgegenzuwirken. Schließlich war ich schon seit drei in der Frühe auf den Beinen und spürte jetzt doch die Auswirkungen des fehlenden Schlafes.

Nur eine knappe Viertelstunde später, ich stand mit meinem Kaffee an einem der Stehtische im vorderen Bereich, sah ich Christine auf mich zulaufen. Sie schien sich nicht ganz sicher zu sein, ob ich es denn wirklich sei, doch als ich ihr zuwinkte, beschleunigte sie ihre Schritte und fiel mir ein paar Augenblicke darauf freudig um den Hals. Ich brauchte einen Moment, um mich aus ihrer Umarmung zu lösen, und holte ihr dann auch einen Kaffee.

In der darauffolgenden halben Stunde kam ich kaum zu Wort, so aufgeregt war sie. Christine erzählte mir von den vergangenen Wochen, von ihren Gefühlen und Gedanken und was sie alles schon vorbereitet hatte. Sie lebte in einer wohl großen Eigentumswohnung und hatte bereits ein Zimmer zu einem Kinderzimmer umgestalten lassen. Ein Kinderwagen und Spielzeug waren ebenfalls schon da und selbst Windeln waren schon auf Vorrat gekauft. »Wenn ich erst einmal schwanger bin, kann ich mich doch nicht mehr um alles kümmern … das geht doch dann so schnell! Und ich will gut vorbereitet sein«, erklärte sie mir.

Ich schlug vor, dass wir am besten erst einmal zu ihr fahren sollten, damit wir Ruhe hätten. Außerdem brauchte ich eine kurze Auszeit. Der Kaffee hatte bei mir nicht die gewünschte Wirkung gezeigt, was wohl daran lag, dass der Engländer dieses Getränk weitaus dünner zubereitet zu sich nimmt, als wir Deutschen es gewohnt sind. Ich folgte ihr mit meiner Reisetasche in der Hand zu den Taxiständen, wo wir das erste freie Auto nahmen und uns auf den Weg in ihre Wohnung in Queensbury machten.

»Du kannst heute bei mir zu Abend essen«,

schlug sie vor, nachdem ich mich im Bad etwas frisch gemacht hatte. »Zu deiner Pension bringe ich dich dann später. Lass uns den Tag gemeinsam verbringen, ich denke, es gibt noch einiges zu bereden!«

Damit hatte sie vollkommen Recht. Also besprachen wir, jetzt allerdings bei einer Tasse guten Tees, den rechtlichen Teil unserer Vereinbarung. Ich erklärte ihr noch einmal in aller Deutlichkeit, dass ich wirklich lediglich der Samenspender war und als Vater weder genannt, geführt oder zur Verantwortung gezogen werden wollte. Natürlich hatte ich auch für sie eine schriftliche Vereinbarung vorbereitet. Ihr Deutsch war, das hatte ich ja schon bei unserem Kennenlernen festgestellt, sehr gut und aus diesem Grunde machte ich mir keine Sorgen, ob sie vielleicht Verständnisprobleme damit hätte. Ich riet ihr dennoch, sich den Vertrag am Abend in Ruhe durchzulesen und mir am nächsten Tag ihre Fragen dazu zu stellen, wenn sie welche haben sollte.

Der restliche erste Tag verging ziemlich schnell, ebenso wie das köstliche Abendessen. In Gedanken schweifte ich allerdings immer wieder ab, weil ich mich fragte, warum eine so tolle Frau wie Christine keinen passenden Mann gefunden hatte. Doch das sollte nicht mein Problem sein, genaugenommen war ich ja deswegen hier. Gegen zehn Uhr abends brachte Christine mich zur Pension, die nur ein paar Blocks entfernt war. Als ich mein Zimmer betrat, stellte ich nur noch meine Tasche in die Ecke, zog mich aus und legte mich ins Bett. Es dauerte sicher weniger als fünf Minuten, bis ich eingeschlafen war.

Am nächsten Tag wollten wir die erste Insemination durchführen, und als Christine mich nach dem Frühstück abholte, strahlte sie voller Vorfreude. Als wir wieder in ihrer Wohnung waren, bat sie mich, kurz im Wohnzimmer Platz zu nehmen. Ein paar Minuten später kam sie mit zwei Tassen sehr angenehm duftenden Tees zurück, setze sich zu mir auf die Couch und fragte mich, wie wir vorgehen würden.

Ich erklärte ihr das Prozedere etwas ausführlicher als beim letzten Mal. Mir war es am liebsten, wenn ich mich in einem anderen Zimmer, vielleicht im Bad oder im Notfall auch auf der Gästetoilette, vorbereitete und in Stimmung brachte, während sie im Schlafzimmer dasselbe tat. Ein paar Erotik-Heftchen hatte ich immer dabei, so wie ein guter Gitarrist immer ein Plektrum dabei hat, damit er jederzeit bereit ist. Wenn es so weit wäre, würde ich zu ihr kommen, den Trichter einführen und ejakulieren.

»Dann zeige ich dir mal das Schlafzimmer«, sagte Christine und führte mich die Treppe hinauf in den ersten Stock und durch die erste Türe rechts. Dort stand ein gigantisch großer, voll verspiegelter Schlafzimmerschrank und davor ein riesiges Bett, über und über mit Kissen bedeckt. Ich bekam den Mund vor Staunen kaum wieder zu. Es war nicht nur sehr groß, sondern tatsächlich eine richtige Spielwiese. Hier konnte man sehr viel mehr machen als nur schlafen. Als ich mich wieder gefangen hatte, drehte ich mich um, weil ich von ihr wissen wollte, wo ich mich vorbereiten konnte. Doch sie stand nicht mehr hinter mir. Ich sah nur noch, wie die Zimmertüre gegenüber leise ins Schloss gezogen wurde, also klopfte ich an. »Christine? Wo kann ich mich vorbereiten?«

»Zieh dich ruhig schon einmal aus«, antwortete sie durch die geschlossene Türe, »ich mache mich schnell ein wenig frisch.« Dann hörte ich das Rauschen der Dusche.

Schulterzuckend wendete ich mich um und ging wieder ins Schlafzimmer. Zumindest den größten Teil meiner Kleidung kann ich ja schon mal ablegen, dachte ich mir. Also zog ich mich bis auf meine Boxershorts aus und legte meine Wäsche ordentlich zusammengefaltet auf den Stuhl neben dem Ungetüm von Schlafzimmerschrank.

Unschlüssig stand ich im Raum und betrachtete mich im Spiegel. Ein Adonis war ich nie gewesen, aber ich kam dennoch bei den Frauen gut an, ganz unabhängig von meiner Tätigkeit. Auch wenn ein kleines Fältchen hier und da mir persönlich missfiel, schien das nichts an meiner Ausstrahlung zu ändern.

Mit einem Mal spürte ich, wie Christine an mir vorbeihuschte und sich zwischen mich und das Bett stellte. Ich erschreckte mich etwas, denn ich hatte trotz des großen Spiegels gar nicht bemerkt, dass sie ins Zimmer gekommen war, weil ich so auf mich selbst fixiert gewesen war.

Ich drehte mich um und betrachtete sie eingehend. Sie hatte nur ein leichtes Negligé an, was mir einen guten Blick auf ihren wirklich tollen Körper ermöglichte. Wie eine Frau Mitte vierzig sah sie wirklich nicht aus, sie hätte locker für Anfang dreißig durchgehen können. Ihre sehr weiblichen Rundungen und ihr schönes Gesicht, aber auch die langen, vollen Haare ließen in mir ein bisschen Neid aufkommen auf die Männer, die bereits das Vergnügen gehabt hatten, dieses Prachtweib genauer zu erkunden.

Auch mein Körper reagierte gleich und unübersehbar auf sie. Sie sah an mir herunter und grinste frech. »Willst du wirklich Hand anlegen?«, fragte sie. »Oder soll ich das lieber für dich tun?« Sie streckte ihren Arm aus und berührte mich an den Oberschenkeln. Die Versuchung war groß, doch ich blieb standhaft. Ich trat einen Schritt zurück und sagte: »Nein, lass mal besser. Wir machen es so wie besprochen.«

»Schade«, lächelte sie. »Aber du brauchst

nicht ins Bad zu gehen, um dich anzutörnen. Das kannst du gleich hier tun.«

Sie legte sich auf das Bett und zog das Negligé ein Stück hoch. Dann begann sie, sich selbst zu befriedigen, was ihr ganz offensichtlich eine Menge Spaß machte. Griffbereit auf dem Nachttisch hatte sie einen kleinen Trichter platziert. Sie war wirklich hervorragend vorbereitet. Ich selbst war bereits zur Höchstform aufgelaufen und – man möge es mir verzeihen – war tatsächlich versucht, alle meine guten Vorsätze und meine Prinzipien über den Haufen zu werfen. Doch an diesem Tag blieb ich im wahrsten Sinne des Wortes standhaft. Als ich schließlich mit der freien Hand den Trichter nahm und ihn ihr entgegenhielt, wusste sie, was zu tun war, und kurz darauf hatte ich meinen Teil der Arbeit erledigt.

Nachdem wir beide wieder mehr oder weniger auf dem Boden der Tatsachen waren, lächelte sie mich neckisch an und meinte: »Na? Meinst du nicht, du verpasst etwas? Der Tag ist noch lang, und morgen und übermorgen kommst du ja auch nochmal her.«

»Mag sein, Christine. Aber lass es uns bitte so machen, wie besprochen, und das Ganze rein geschäftlich betrachten. Dann fällt mir der Heimflug auch sehr viel leichter!«

Sie blickte mir tief in die Augen, schüttelte

dann fast unmerklich den Kopf und meinte: »So jemanden wie dich habe ich wirklich noch nie getroffen. Aber gut, ganz wie du willst!«

Also verbrachten wir den Tag in ihrem Haus, führten am Nachmittag noch einmal eine Insemination durch und unterhielten uns in der Zwischenzeit über Politik, Sport und Religion. Ganz so, als wäre ich einfach nur zu Besuch bei einer Freundin oder einer guten Bekannten. Die nächsten beiden Tage verliefen ähnlich, und als Christine mich am Sonntagabend zum Flughafen brachte und mich zum Gate begleitete, war es wie der Abschied von einer langjährigen Freundin. Wir nahmen uns fest in die Arme, und sie hauchte mir ein leises »Thank you« ins Ohr. Das war übrigens das einzige Mal, dass sie in dieser Zeit mit mir Englisch gesprochen hatte.

Für die folgenden zwei Monate hatte ich einige Anfragen per Mail bekommen und lenkte mich mit Arbeit ab. Ich war nach wie vor in verschiedenen Portalen im Internet aktiv, und die Nachfrage für Spender wurde nicht geringer. Jedoch brauchte ich einige Zeit der Ruhe für mich, da mich die Begegnung mit Christine mehr mitgenommen hatte, als ich zugeben wollte. Zu einem anderen Zeitpunkt und unter anderen Voraussetzungen hätte ich mir vorstellen können, eine Beziehung mit ihr anzufangen. Doch aufgrund unseres Verhältnisses als Dienstleister und Kundin war das für mich vollkommen inakzeptabel.

Als ich nach einem guten Vierteljahr die Nachricht bekam, dass mein Einsatz zum Erfolg geführt hatte, freute ich mich sehr für sie. Christine erwartete tatsächlich Zwillinge. Sie war überglücklich, auch wenn zwei Kinder bedeuteten, dass sie sich von ihrer liebevoll eingerichteten Wohnung mit dem bereits renovierten Kinderzimmer würde verabschieden müssen – die war für zwei Kinder einfach zu klein.

Bis zur Geburt der beiden Kinder hatten Christine und ich noch regelmäßig Kontakt. Kurz nach der Entbindung lernte sie einen charmanten Immobilienmakler kennen, der ihr nicht nur eine passende Wohnung, sondern auch die Ehe versprach. So trennten sich unsere Wege. Ich hoffe, dass sie, die Kinder und ihr Mann glücklich und zufrieden miteinander in einem schönen Haus irgendwo in England leben.

IM AUFTRAG DES ISLAM

Ich staunte nicht schlecht, als im Jahr 2006 eine E-Mail-Anfrage bezüglich meiner Spermien aus den arabischen Emiraten kam. Der Verfasser war ein sogenannter Patientenvermittler aus Dubai, der für wohlhabende Araber Behandlungen in westlichen Krankenhäusern arrangierte. Seine Anfrage war klar definiert. Eine seiner Kundinnen wollte ein Kind mit europäischem Aussehen, blonde Haare, blaue Augen, also suchte er nach einem Spender mit diesen Merkmalen, der kryokonservierte Spermien in die Emirate schicken würde. Die geforderten Atteste beinhalteten den Ausschluss von insgesamt 32 Krankheitsbildern, von denen ich die meisten nicht einmal dem Namen nach kannte. Ich übermittelte ihm meine Daten, Fotos und meine üblichen Atteste, die auch in den europäischen Samenbanken verlangt werden. Kurze Zeit später teilte er mit, dass er sich für mich entschieden habe, und gab den Liefertermin vor. Zudem kam zu meiner Verwunderung der Hinweis, dass die Spermien ohne Masturbation gewonnen werden müssten. Er übermittelte mir die entsprechenden, ins Deutsche übersetzten Passagen der Sure Al-Mu'minun, aus denen hervorgeht, dass es im Islam vor und in der Ehe verboten ist, sich selbst zu befriedigen, und ebenso, die durch Masturbation gewonnenen Sekrete für irgendetwas zu benutzen. Gut, dachte ich mir, da bleibt nur eine TESE, eine testikuläre Spermienextraktion. Das ist eine kleine Operation, bei der der Hodensack geöffnet wird und die Spermien direkt aus dem Hoden entnommen werden. Ich erkundigte mich danach bei deutschen Ärzten, aber ohne medizinische Notwendigkeit wurde das sofort abgelehnt. Daraufhin fragte ich in Dänemark an. Dort machte die TESE sehr viel weniger Probleme, vorausgesetzt die finanziellen Mittel ständen zur Verfügung. Ich ließ mir von der dänischen Praxis ein Angebot erstellen, das ich an den Patientenvermittler weiterleitete. Da sich mein Auftraggeber noch kein einziges Mal nach den Kosten erkundigt hatte, entschloss ich mich, zunächst alle Posten aufzulisten und ihm einen Kostenvoranschlag zu übersenden.

Als ich alles zusammenrechnete, musste ich mehrmals schlucken:

- TESE inkl. Aufbereitung: 6 400 Euro
- Stickstoffbehälter für die Lagerung der Spermien: 1 400 Euro
- Logistik bis Dubai: 3 800 Euro
- Atteste laut Vorgabe des Auftraggebers: 2 300 Euro
- Gentest: 1 300 Euro
- Gesamtkosten: 15 200 Euro.

Für mich schlug ich noch 3 000 Euro drauf, immerhin hatte ich eine OP vor mir! Alles in allem: satte 18 200 Euro. Ich mailte alles meinem Auftraggeber und wartete, felsenfest davon überzeugt, dass ich nie wieder von ihm hören würde. Doch noch am selben Abend bekam ich einen Zweizeiler mit der Bitte, ihm meine Bankdaten für den internationalen Zahlungsverkehr mitzuteilen. Ich war sprachlos. Keine Preisverhandlungen? Drei Tage vergingen, ohne dass ich etwas von meinem Auftraggeber hörte. Als ich dann meine Kontoauszüge am Automaten holte, traute ich meinen Augen nicht, als der Betrag, aufgerundet auf 20 000 Euro, auf meinem Konto war. Ich war stolz wie Oskar über diesen guten Deal und freute mich.

Wenige Tage später, nachdem ich alle notwendigen Voruntersuchungen von meinem Hausarzt hatte erledigen lassen, vereinbarte ich in der dänischen Praxis einen Termin zur TESE. Die Operation verlief problemlos, und wenige Stunden nach dem Eingriff fuhr ich wieder nach Hause. Der Schmerz in meinen Hoden wurde durch den Blick auf meinen Kontoauszug merklich gelindert. Nach einigen Tagen war alles abgeschwollen und wieder in Ordnung.

Zehn Tage später fuhr ich wie verabredet erneut nach Dänemark, um den vorbereiteten Stickstofftank inklusive meiner Spermien abzuholen, den ich einer internationalen Spedition in Hamburg übergab. Bis hierhin war alles Routine für mich, da ich schon öfter aufbereitetes Sperma an Empfängerinnen verschickt hatte, und ich machte mir keine Sorgen, zumal die Verzollung über eine erfahrene Spedition lief. Als ich wieder zu Hause war, ging ich erst mal mit einem guten Freund essen und freute mich, dass alles so wunderbar glatt gelaufen war.

Mit bester Laune und gestilltem Appetit verließen wir Stunden später das Restaurant, um die Heimfahrt anzutreten, als ich einen Blick aufs Handy warf. 26 Anrufe in Abwesenheit, alle von der Hamburger Spedition! Ich war wie gelähmt vor Schreck. Sofort rief ich zurück und bekam mitgeteilt, dass meine Sendung in Frankfurt bei der Flughafensicherheit hängen geblieben sei. Die deutschen Behörden hätten die Sendung aufgrund des »nicht definierbaren Inhalts« erst einmal beschlagnahmt. Mir wurde heiß, denn ich sah mich schon das Geld, das ich zum größten Teil bereits für ein neues Auto und eine wunderschöne Couchgarnitur ausgegeben hatte, an meinen Auftraggeber zurück überweisen. Ich schrieb sofort den Patientenvermittler an, der mir wenige Minuten später eine Abtretungserklärung für die Lieferung zusendete, die ich ihm ausgefüllt zurückmailte. Es dauerte weniger als eine Stunde (gefühlt waren es allerdings zwanzig), bis die Hamburger Spedition mir mitteilte, dass alles in Ordnung sei und die Lieferung zeitgerecht erfolgen könne. Ich war überglücklich. Mein lukrativster Auftrag hätte sich beinahe in ein finanzielles Desaster verwandelt!

Rund zwei Monate später bekam ich eine Mitteilung der Spedition, ich solle meine Bankverbindung zur Zurückerstattung von Logistikkosten angeben. In der Annahme, es handele sich um ein Missverständnis, rief ich dort an. Ein Mitarbeiter teilte mir mit, dass die Firma den Auftrag nicht ausgeführt habe, da die Lieferung bereits in Frankfurt von einem Botschaftsmitarbeiter eines islamischen Staates abgeholt und direkt mit nach Dubai genommen worden war. Deswegen sollte ich mein Geld zurückbekommen. Von meinem

Auftraggeber, der die Speditionskosten bereits an mich bezahlt hatte, bekam ich keine Antwort mehr, also verbuchte ich das Ganze als hübsches Trinkgeld. Ob meine Spermien wirklich für eine Befruchtung verwendet worden sind oder vielleicht doch zu obskuren Forschungszwecken, wie ich es mir in meiner Fantasie ausmalte, werde ich wohl nie erfahren.

ABENDESSEN MIT FOLGEN – JUTTA 1

Die Anzahl der Menschen, die ich im Laufe der Zeit während meiner Tätigkeit als Spender kennengelernt habe, ist schon recht hoch. Die meisten Kontakte zu meinen Empfängerinnen entstanden durch Annoncen in einschlägigen Portalen im Netz. Dabei war es immer ein wenig wie die berühmte »Schachtel Pralinen«, um es mit den Worten einer bekannten Filmfigur zu sagen: Es ließ sich nie vorhersagen, was für ein Mensch wirklich hinter einer schriftlichen Kontaktaufnahme stand. Ähnlich wie bei Partnerschaftsanzeigen, bei denen die Beschreibung der eigenen Person nicht unbedingt der Wahrheit entspricht. Das hat nichts mit Narzissmus oder damit, dass man sich »gut verkaufen« will, zu tun, sondern liegt in der Natur des Menschen. Man nimmt sich selbst ganz einfach anders wahr, als andere es tun.

Umso interessanter wurde es, wenn ich den umgekehrten Weg ging, wenn ich also irgendwo in der »freien Wildbahn« eine Frau kennenlernte und sich später in Gesprächen ergab, welcher Tätigkeit ich nachging. Ich meine nicht die Frauen, mit denen ich eine Beziehung hatte, sondern vielmehr Damen, die über meinen Freundeskreis zu mir fanden, vielleicht auch die nette Bedienung in meinem Stammcafé oder, wie bei Jutta, jemanden aus dem Fitnessstudio, in das ich über Jahre hinweg zweimal wöchentlich ging.

Auch Samenspender bleiben nicht ewig jung, und der Zahn der Zeit begann bei mir die ersten Spuren zu hinterlassen. Ich war mir sicher, etwas gegen meine langsam zunehmenden Rettungsringe um die Hüften herum tun zu müssen. Auch wenn ich kein Fotomodel bin, ist ein gepflegtes und attraktives Äußeres auch in meiner Branche unabkömmlich und erleichtert den weiteren Kontakt nach den ersten E-Mails oder Telefonaten mit potenziellen Kundinnen doch erheblich.

So saß ich nach einer intensiven Trainingseinheit an der Theke des Fitnesscenters und trank einen Fruchtsaft, als mich eine durchaus attraktive Enddreißigerin freundlich anlächelte und mir zunickte. Ich war etwas überrascht, denn ich war vom Training noch durchgeschwitzt und nicht auf einen Flirt vorbereitet. Dennoch hob ich mein Saftglas und prostete ihr zu. Sie kam zu mir herüber und stellte sich vor. Jutta erzählte mir, dass sie seit einigen Wochen immer zur selben Zeit trainierte wie ich und ich ihr schon aufgefallen sei, weil der Sport mir nach drei Monaten offensichtlich den gewünschten Erfolg gebracht hatte – mein Bauch war mittlerweile fast weg und es entwickelten sich ansatzweise Muskeln. Das hatte sie dazu gebracht, mich anzusprechen. Sie selbst war mit ihrer Figur nicht zufrieden, schaffte es jedoch nicht, so zu trainieren, dass sie das Ziel erreichte, das sie sich gesetzt hatte. Ich atmete innerlich erleichtert auf, dass es sich in diesem Fall nur um sportliches Interesse zu handeln schien, denn an einer festen (oder auch nur losen) Beziehung war ich gerade nicht interessiert. Wir tauschten uns rege aus, da wir aber beide noch etwas vorhatten, verabredeten wir uns für den nächsten Tag zum Abendessen.

Wir trafen und in einer kleinen Pizzeria im südlichen Teil der Stadt, in der man, etwas Glück vorausgesetzt, ab und zu auch prominente Landsleute treffen kann. Dementsprechend fallen auch die Preise aus, was Jutta abschreckte. Ich hatte kürzlich einen gut dotierten Auftrag abgeschlossen, deswegen lud ich sie kurzerhand ein.

Ich betone dies deshalb, weil die Preise hier bekanntermaßen für den Normalbürger schier unerschwinglich waren und Jutta sich, als ich das Restaurant vorgeschlagen hatte, nicht sicher war, ob sie es sich wirklich würde leisten können, hier einzukehren. Doch ich konnte ihr die Angst nehmen und wir trafen uns zum vereinbarten Zeitpunkt. Wir wurden sehr freundlich in Empfang genommen und von einem vornehm gekleideten Ober an unseren Platz geleitet. Trotz meiner Zusage, die Rechnung zu übernehmen (oder gerade deswegen), machte Jutta auf mich anfangs einen sehr unsicheren Eindruck bei der Auswahl von Speisen und Getränken. Das gab sich aber, je weiter der Abend fortschritt. Wir hatten ein paar sehr angenehme und entspannende Stunden, in denen wir uns angeregt unterhielten, und Jutta begann, mit mir zu flirten. Offenbar ging es ihr doch nicht allein um effektives Training im Fitnessstudio.

Wie oft in Gesprächen unter neuen Bekannten stellte sich schon bald die Frage nach den jeweiligen Berufen. Ich erfuhr, dass sie als Lohnbuchhalterin in einer örtlichen Spedition ihr Geld verdiente. Ihr Wunschberuf war zwar ein ganz anderer gewesen, doch Traum und Realität gingen bei ihr, wie bei so vielen anderen, weit auseinander. Eigentlich wäre sie viel lieber Model geworden und schwärmte von den Reisen, den aufregenden Stränden und fremden Ländern, die man in diesem Beruf zu sehen bekäme, war mit dem, was sie tat, aber auch nicht unglücklich, sondern hatte sich ihr Leben so gestaltet, dass sie insgesamt zufrieden zu sein schien. Dann kam das Gespräch auf meine berufliche Tätigkeit, und ich erzählte ihr, dass ich im Hauptberuf bei einer großen Firma als Sachbearbeiter im Angestelltenverhältnis tätig war.

»Im Hauptberuf?« Sie schaute mich interessiert an. »Was machst du denn nebenbei?«

Der Kellner hatte gerade die Hauptspeisen serviert. Vor ihr stand eine große Portion Riesengarnelen, schön mit Salat angerichtet, und dazu ein Schälchen Aioli sowie ein dekorativer Bastkorb, der mit kleinen, warmen Brotstückchen gefüllt war. Sie dippte eine der Garnelen in die Knoblauchsauce und führte sie dann zum Mund. Gerade in dem Moment, als sie den ersten Bissen nahm, antwortete ich: »Ich spende Samen.«

Sie lachte so laut los, dass sich einige der Gäste zu uns umdrehten. Ihr Lachen war ansteckend, ein wenig wie das Meckern eines Zickleins, und so herzhaft, dass sich das halbe Lokal ein Schmunzeln nicht verkneifen konnte.

»Du machst *was?*«, prustete sie, immer noch mit dem Stück Garnele zwischen den Zähnen. »Das ist nicht dein Ernst … oder etwa doch?«

Mein Essen stand ebenfalls vor mir. Ich hatte mich für eine Pizza entschieden, gut belegt mit Krabben, Schinken, Knoblauch und einer Extraportion Käse.

»Doch, tatsächlich«, erwiderte ich und schmunzelte, ehe ich mir ein Stück Pizza abschnitt und es mir in den Mund schob. Für mich war das Thema »Beruf« damit erledigt, zumal ich glaubte, aus den Augenwinkeln heraus einen bekannten Fußballtrainer zwei Tische weiter mit einer nicht weniger angesagten Fernsehmoderatorin bei einer Karaffe Weißwein flirten zu sehen. Beide waren meines Wissens nach verheiratet – aber nicht miteinander. Ich nickte Jutta verschwörerisch zu, um sie auf die Promis aufmerksam zu machen. Ihr Mund stand offen, und für einen Moment glaubte ich, sie wäre zur Salzsäule erstarrt wie weiland Lots Frau. Das lag allerdings nicht an dem Skandälchen am Nebentisch. Sie glaubte mir immer noch nicht, dass ich Samenspender war. Es mag sein, dass sie sich so jemanden anders vorgestellt oder dass meine Offenheit sie einfach überrascht hatte, auf alle Fälle hatte sie immer noch Probleme, die erste Garnele komplett zu verzehren.

Nach dem ersten Schock wurde sie wieder sehr lebendig und weitaus gesprächiger als bislang. Sie quetschte mich förmlich aus und wollte alles wissen – wie ich auf die Idee gekommen sei, eine solche Tätigkeit auszuüben, was für Frauen ich da kennenlernen und ob es sich denn auch lohnen würde. Rückblickend kann ich sagen, dass Jutta einer der Hauptgründe, vielleicht sogar der entscheidende Faktor war, der mich dazu brachte, dieses Buch zu schreiben. Ihr Interesse an den für mich so grundlegenden und einfachen Dingen, die jedoch nie in der Öffentlichkeit diskutiert wurden, machte mir deutlich, wie stiefmütterlich ein so wichtiges Thema wie die Insemination in unserer Gesellschaft behandelt wird.

Während unseres Gespräches kristallisierte sich heraus, dass auch Jutta eine meiner »Kandidatinnen« hätte sein können. Sie wünschte sich schon lange ein eigenes Kind, hörte sie doch täglich von ihren Arbeitskolleginnen Geschichten über Mutterglück nach Feierabend. Auch in ihrer Familie (sie hatte drei Schwestern) fühlte sie sich in mancher Situation fehl am Platz, weil sie die einzige war, die noch keinen Nachwuchs hatte präsentieren können. Dabei lag das nicht an ihr selbst, sondern vielmehr an den Partnern, die sie in den letzten Jahren gehabt hatte. Diese hatten entweder keinerlei Affinität zu Kindern, waren dem Alkohol zugetan oder untreu und generell nicht familientauglich. Mit der Familienplanung hatte es bei ihr bisher einfach nicht klappen wollen.

Jetzt, da sie einen »echten« Samenspender vor sich sitzen hatte, schien ihr zum ersten Mal der Gedanke zu kommen, dass das nicht so bleiben musste. Sie konnte sich nicht vorstellen, wie das ablaufen sollte, also erklärte ich ihr ausführlich, dass ich keinerlei Ambitionen hatte, sie ins Bett zu bekommen, erst recht nicht, wenn sie meine Kundin würde. Ich schilderte ihr den Ablauf von der Auftragsannahme bis zur Einführung der

Spende und erläuterte, welche Möglichkeiten es da gab. Auch zu rechtlichen Dingen hatte sie Fragen über Fragen, die ich nach bestem Wissen und Gewissen beantwortete.

Ehe wir uns verabschiedeten, tauschten wir Telefonnummern und E-Mailadressen aus, und ich versicherte ihr nachdrücklich, dass ich ihr als Spender zur Verfügung stehen würde, sollte sie sich für eine Insemination entscheiden. Jutta wollte sich alles durch den Kopf gehen lassen. Überstürzte Entscheidungen waren – glücklicherweise – nicht ihr Ding.

Die Tage bis zu meinem nächsten Besuch im Fitnessstudio vergingen ungewöhnlich langsam und zäh. Ich war neugierig, wie Jutta sich wohl entscheiden würde, und wartete auf einen Anruf oder eine Mail von ihr, doch es kam nichts. So ging ich in der nächsten Woche wie gewohnt zum Training und hoffte, sie dort wieder zu treffen. Zwar wäre sie für mich eine Kundin wie jede andere auch gewesen, dennoch hatte der gemeinsame Abend beim Italiener bei mir eine bleibende Erinnerung hinterlassen.

Doch ich hoffte vergebens. Jutta war nicht da, ebenso wie in den folgenden beiden Wochen. Auch erreichte mich weder eine Mail noch ein Anruf. Selbst aktiv zu werden und sie anzurufen oder ihr zu schreiben kam nicht infrage, denn ich wollte sie ja nicht verführen, sondern hoffte auf einen zusätzlichen Auftrag und das damit verbundene Geld.

Monate vergingen, und irgendwann rechnete ich nicht mehr damit, Jutta wiederzusehen oder von ihr zu hören. Wie gründlich ich mich doch täuschen sollte ...

SOS VON EINER SINGLEFRAU AUS AFRIKA

Sandra wanderte in jungen Jahren mit ihrem Mann Fabian von Deutschland nach Südafrika aus, um dort gemeinsam den Lebenstraum vom eigenen Hotel zu verwirklichen. Anfangs lief alles gut, und ihre Zukunftsaussichten waren wunderbar. Das Paar entschloss sich, ein Kind zu bekommen. Sandra wurde zügig schwanger, alles schien perfekt zu sein. Doch einige Wochen vor der Entbindung kam Fabian in der Nähe von Johannesburg bei einem schweren Verkehrsunfall ums Leben. Wenige Wochen später verlor Sandra ihr Kind. Die seelischen Strapazen seit dem Verlust Fabians waren mit Sicherheit die Hauptursache der Fehlgeburt. Manchmal schlägt das Schicksal so gnadenlos grausam zu.

Sandra trauerte jahrelang um ihren Mann und ihr Kind. Um sich abzulenken und mit dem Verlust fertigzuwerden, stürzte sie sich in ihre Arbeit und baute, unterstützt von ihrer Mutter, die nach Fabians Tod nach Johannesburg kam, ein noch heute florierendes Unternehmen auf. In den Jahren nach Fabians Tod verdrängte Sandra aber auch ihren Wunsch nach einem Kind, da sie sich nicht vorstellen konnte, jemals wieder eine Partnerschaft einzugehen, zu groß war die Trauer um ihren verstorbenen Mann. Doch der Kinderwunsch einer Frau kann nicht unterdrückt werden. Es ist ein Urinstinkt, vielleicht der intensivste einer Frau. So erging es auch Sandra, und sie begann, im Netz nach Möglichkeiten zu recherchieren, als Alleinstehende schwanger zu werden, ohne es mit einem One-Night-Stand versuchen zu müssen. Sie landete zuerst auf einem sogenannten Co-Eltern-Portal. In diesen Foren finden Menschen zusammen, die eine neuartige Form der Familie praktizieren wollen. Die Partnerschaft zwischen den Eltern ist dabei eine rein zweckgebundene und dient einzig und allein dem Wunsch zweier Menschen, ein Kind zu bekommen und zu erziehen. Liebe spielt nur eine untergeordnete, bisweilen auch gar keine Rolle, sodass die Eltern auch beispielsweise eine lesbische Frau und ein schwuler Mann sein können. Die Erziehung der Kinder sowie die Rechte und Pflichten der Eltern sind strikt geregelt. Diese alternative Form der Familie mag nicht jedermanns Sache sein, für Sandra aber klang die Idee gut.

Doch in jenem Portal fand Sandra nur Männer, die Partnerschaften (wenn auch nur zweckdienliche) wollten, was für sie ausgeschlossen war. Sie suchte im Grunde jemanden, der lediglich sein Sperma zum Verwirklichen ihres Kinderwunsches zur Verfügung stellen wollte. So kam Sandra durch eine Anzeige auf dem Portal auf meine Person und schrieb mich an. Wir hatten fast ein Jahr per Mail Kontakt, bis sich Sandra entschloss, den ersten Versuch zu wagen. Da ich ja nach Südafrika fliegen musste, waren die entstehenden Kosten enorm hoch, sie lagen pro Versuch bei rund 5 000 Euro. Für diesen Preis hätte sich Sandra in Europa künstlich befruchten lassen können. In Afrika ist die Reproduktionsmedizin nicht verbreitet, da so gut wie kein Markt dafür besteht; Hilfe vor Ort kam also nicht infrage.

So reiste ich zyklusgerecht nach Johannesburg. Es war der erste Besuch in einer anderen, mir bis dahin unbekannten Welt. Wir hatten im Vorfeld beschlossen, dass die Insemination nicht per Spritze, sondern mit der sogenannten Trichtermethode erfolgen sollte, da die Erfolgsaussicht dabei etwas höher ist. Ich sollte direkt in den Trichter ejakulieren, den Sandra sich einführen würde, und nicht erst in einen Becher. So wird das frische

Sperma direkt vor den Muttermund platziert. Das bedeutet auch, dass die Empfängerin das Stimulieren des Spenders mitbekommt. Gleichzeitig sollte sich auch die Empfängerin stimulieren und, wenn möglich, ebenfalls zum Orgasmus kommen, damit sich der Muttermund weitet. Diese Methode setzt eine gewisse Sympathie beider Beteiligten voraus, sodass sie im entscheidenden Moment den Kopf frei haben und sich entspannen können. Für den Spender ist es eine besondere Belastung, im richtigen Moment einen Orgasmus zu haben, und auch der Empfängerin ergeht es nicht anders. Viele vorab geführte Gespräche hatten ergeben, dass Sandra diese Methode anwenden wollte, um möglichst rasch schwanger zu werden und damit natürlich auch eine Kostenexplosion zu verhindern.

Sandra holte mich nach neunzehn Stunden Flug in Johannesburg am Flughafen ab. Obwohl wir uns an diesem Tag das erste Mal sahen, hatten wir beide das Gefühl, als würden wir uns schon ewig kennen – das Resultat unzähliger Mails, in denen wir sehr persönliche Geschichten und Informationen ausgetauscht hatten. Wir fuhren gemeinsam in ihr Hotel, ich ging duschen, danach trafen wir uns zum Essen unter freiem Himmel.

Sandra war natürlich wahnsinnig nervös vor dem unmittelbar bevorstehenden Versuch und konnte das auch nicht verheimlichen. In dieser Situation ist es die Aufgabe eines erfahrenen

Spenders, Ruhe zu bewahren und der Empfängerin das Gefühl absoluter Sicherheit zu vermitteln. Ich zeigte ihr den medizinischen Trichter und erklärte ihr noch einmal den Ablauf der Anwendung, als wäre es das Normalste auf der ganzen Welt. Schon vor meiner Abreise hatte ich Sandra gesagt, sie solle einen Rock und Oberbekleidung anziehen, damit sie nicht das Gefühl habe, nackt zu sein.

Nach dem hervorragenden Essen gingen wir in mein Hotelzimmer. Ich zog mich komplett aus, Sandra hatte eine durchsichtige Bluse und einen knappen Minirock gewählt, die sie anbehielt. Mehr trug sie nicht. Nun legten wir uns nebeneinander auf das Bett, und jeder fing an, sich zu stimulieren. Als ich dem Orgasmus nahe war, stand ich auf und ging um das Bett herum zu Sandra. Ganz ruhig sagte ich ihr, sie solle sich weiter auf sich konzentrieren und versuchen, zum Orgasmus zu kommen. Ich dirigierte sie an die Bettkannte, um ihre Beine aufzustellen zu können. Danach führte ich ihr den Trichter ein und stimulierte mich weiter, bis ich kurze Zeit später ejakulierte. Nur Sekunden später kam auch Sandra zum Orgasmus. Ich sah ihr nicht nur die sexuelle, sondern auch die psychische Erleichterung an. Sie erschien einfach glücklich. Ich entnahm den Trichter und führte ihr, um das Herauslaufen des Spermas zu verhindern, eine Menstruationstasse ein, sodass das Ejakulat so nah am Muttermund wie möglich blieb. Danach zog ich mich an und ging nach draußen, Sandra blieb noch etwas liegen.

Hinterher erzählte Sandra mir, dass sie sich die Methode ganz schrecklich vorgestellt, sie aber dann zu ihrer absoluten Überraschung als gar nicht so schlimm empfunden habe. Vor allem durch mein routiniertes und kontrolliertes Vorgehen sei sie die ganze Zeit recht entspannt gewesen und ihr sexuelles Schamgefühl schnell gewichen. Auch sie hatte durch unseren intensiven Austausch im Vorfeld das Gefühl gehabt, als würden wir uns schon kennen, und das hatte zusätzliches Vertrauen geschaffen. Leider war der erste Versuch nicht erfolgreich, und so flog ich im Abstand von sechs Monaten insgesamt dreimal nach Johannesburg, bis sich der Erfolg einstellte. Sandra brachte im Alter von 42 Jahren eine gesunde Tochter zur Welt. Über den Verlust ihres Mannes ist sie jedoch nie wirklich hinweggekommen – auch nicht durch die Geburt ihres Wunschkindes. Den Verlust einer geliebten Person kann man nicht mit Glück oder der Geburt eines neuen Wunders kompensieren.

GEGEN ALLE REGELN – JUTTA 2

Ein halbes Jahr war mindestens vergangen, seit ich zum letzten Mal etwas von Jutta gehört hatte. Ich hatte einige weitere Aufträge abgewickelt, sodass meine finanzielle Situation weitaus entspannter war. Inzwischen konnte ich ohne große Verluste potenzielle Kundinnen auch einfach ablehnen. Ich achtete jetzt auf ein gewisses Niveau, auf dem ich angesprochen oder angeschrieben werden wollte. Weil ich in der Vergangenheit meine Handynummer in den Internet-Anzeigen angegeben hatte, nahmen nicht nur die Anrufe interessierter Frauen stetig zu, sondern auch die, bei denen ich – offen gesprochen – Spinner am Telefon hatte. Deswegen legte ich mir einen zweiten Handyvertrag zu und leitete meine privaten Kontakte auf die neue Rufnummer um. Die alte nutzte ich ausschließlich für mein Nebengewerbe. Meistens ließ ich das »Gewerbehandy« tagsüber ausgeschaltet und hörte abends die Mailbox ab und las die Textnachrichten. So hatte ich zum einen eine strikte Trennung zwischen Arbeit und Privatleben, zum anderen brauchte ich wirklich nur die Anrufe und Nachrichten zu beantworten, die mir seriös erschienen.

Genau damit war ich an einem schönen Herbstabend auf meiner Wohnzimmercouch bei einem Gläschen Rotwein beschäftigt, während Brahms im Hintergrund lief, als eine sehr vertraute Stimme aus dem Lautsprecher drang: »Martin, ich bin es, Jutta. Ich habe mich entschieden, ich möchte ein Kind. Und ich möchte, dass du der Vater bist. Bitte melde dich bei mir!«

Ich legte erstaunt das Handy auf den Tisch und nahm einen Schluck aus dem Weinglas. Von Jutta noch einmal etwas zu hören hatte ich nun wirklich nicht erwartet. Ich überlegte einen Moment, dann nahm ich das Telefon und wählte ihre Nummer. Gleich nach den ersten Ruftönen nahm sie ab.

»Martin!«, begrüßte sie mich erfreut, »schön, dass du dich direkt zurückmeldest. Wie geht es dir?«

»Mir geht es gut, danke«, antwortete ich. »Und wie ist es bei dir?«

Sie lachte neckisch. »Ach, wie soll es schon sein. Lass uns nicht lange plänkeln. Ich habe mich entschieden, eine alleinerziehende Mutter zu werden. Ich wünsche mir so sehr ein Kind, aber wie du dir ja denken kannst, fehlt mir immer noch der passende Vater. Gute Männer gibt es leider nicht wie Sand am Meer, ganz im Gegenteil. Und die, die gut sind, sind entweder besetzt oder wollen keine Beziehung.«

Die Spitze gegen mich war unüberhörbar. Sie hätte mich gerne nicht nur als Erzeuger, sondern auch als Partner, das war mir schon seit unserem gemeinsamen Abendessen klar. Ich bemühte mich, wieder zurück zum eigentlichen Thema zu kommen und sie, trotz aller gegenseitiger Sympathie, als zahlende Kundin zu betrachten. So nüchtern wie möglich gingen wir die Einzelheiten der Insemination durch. Wir entschieden uns dafür, uns Anfang des kommenden Monats in einem Hotel an der Schweizer Grenze zu treffen. Trotz meiner Bedenken, die ich in ihrem Fall hatte, bestand sie auf die Trichtermethode.

»So kann ich wenigstens mal sehen, was mir entgeht!«, meinte sie, halb im Scherz. Als offenherzig hatte ich sie ja von Anfang an eingeschätzt, doch erstaunte mich immer wieder, was wirklich in ihr zu stecken schien. Ich muss gestehen, dass ich mich heute noch manchmal frage, ob nicht vielleicht doch etwas aus uns hätte werden können.

Am nächsten Tag ging ich gleich zu meinem Vorgesetzten und bat um einen kurzfristigen Urlaub im kommenden Monat. Lang musste er nicht sein, drei Tage sollten inklusive An- und Abreise reichen.

Ich erntete zuerst einen kritischen Blick. Mit hochgezogener Augenbraue meinte er: »Können Sie nicht, wie andere auch, Ihren Urlaub etwas mehr im Voraus planen? Ständig diese kurzfristigen Ausfälle!«

»Dafür bin ich die meiste Zeit hier und übernehme so manche Ausfallschicht, wenn Not am Mann ist«, erwiderte ich.

Nun sah er mich doch etwas freundlicher an und lenkte ein. »Sie sind schon so lange hier ... Was soll ich machen, ich kann Ihnen die kleinen Wünsche nicht abschlagen. Aber kommen Sie mir nicht mit der Forderung nach einer Gehaltserhöhung! Das würde nur zu einer langen Diskussion führen und nichts bringen.«

Ich nickte ihm zu und verließ lächelnd das Büro. Wenn ich eines nicht brauchte, dann eine Gehaltserhöhung. Dafür waren ja meine regelmäßigen Kurzurlaube da.

Die Tage bis zu meiner Abreise wollten einfach nicht vergehen. Ich freute mich auf das Wiedersehen mit Jutta, auch wenn ich wusste, dass sie mir sicherlich Avancen machen würde. Am Tag meiner Abreise, einem Mittwoch, stand ich sehr früh auf und machte mich auf den Weg zum Bahnhof.

Ich war noch nicht im Zug, da klingelte schon mein Gewerbehandy. Ich hatte vergessen, es abzustellen. Ich sah am Display, dass es Jutta war. »Na, schon reisefertig?«, begrüßte ich sie etwas flapsig – es war wirklich sehr, sehr früh.

»Du bist gut«, entgegnete sie, »ich bin schon seit gestern Abend im Hotel. Ich habe schon gebadet und freue mich auf dich! Das wollte ich dir nur sagen – damit du eine gute Reise hast und an mich denkst!«

Nun musste ich doch schlucken. Sie hatte immer noch nicht verstanden – oder wollte nicht verstehen –, dass unser Treffen rein geschäftlicher Natur sein sollte und es nicht zum Verkehr kommen würde. Für einen Moment überlegte ich, das Treffen abzusagen und sie aus meinen Kontakten zu streichen. Doch dann dachte ich wieder an das Geld, das mir entgehen würde. Jutta hatte mir ein unglaublich gutes Angebot gemacht, das weit über meinen üblichen Tarifen lag. Für die Summe, die ich bekommen würde, wären andere nackt durch eine Großstadt gelaufen und hätten anschließend in einer Bar noch einen Tanz an der Stange dargeboten. Also biss ich die Zähne zusammen und erwiderte: »Ich freue mich auch, dich zu sehen. Bis nachher!« Ich stieg in den Zug und war gespannt, was die kommenden Tage mir bescheren würden.

Einige Stunden später war ich, nach zweimaligem Umsteigen, in Küssaberg, einem kleinen, romantischen Dorf am Hochrhein, angekommen. Ich nahm mir ein Taxi und fuhr zum Hotel, in dem Jutta zwei Einzelzimmer gebucht hatte. Als ich an der Rezeption meinen Namen nannte, schaute mich der Portier schmunzelnd an und meinte: »Gut, dass Sie endlich hier sind. Ihre Verlobte wartet schon sehnsüchtig auf Sie!«

Ich wusste im ersten Moment nicht, wie ich reagieren sollte, und antwortete mit einem sicherlich nicht allzu intelligenten Gesichtsausdruck ein lahmes »Tut sie das?«, ehe ich mich auf den Weg zu meinem Zimmer machte. Oben angekommen, legte ich mir ein paar frische Sachen auf dem Bett bereit und ging duschen. Das heiße Wasser tat mir gut und belebte nach der langen Zugfahrt meinen Geist. Ich war neugierig auf Jutta, darauf, wie sie sich mir gegenüber verhalten würde, und vor allem, wie ich unser Treffen so professionell als möglich halten konnte. Meine Neugier wurde schneller befriedigt als erwartet, denn als ich geduscht und mit Eau de Toilette parfümiert aus dem Bad in mein Zimmer trat, stand Jutta dort bereits. Nackt, wie ich auch.

»Was zum … wie kommst du hier rein?«, fragte ich erschrocken und suchte vergebens nach etwas, mit dem ich mein bestes Stück verdecken konnte.

Sie grinste. »Nicht schlecht! Ich habe mir schon

gedacht, dass du etwas zu bieten haben musst. Du brauchst ihn nicht verstecken. Er sieht doch klasse aus, und dabei ist er noch nicht mal in Aktion!« Sie trat einen Schritt auf mich zu und hauchte mir einen Kuss auf die Lippen. Ich musste mich entscheiden: Entweder bedeckte ich meine Scham, oder ich wehrte Jutta, die zugegebenermaßen ein echter Hingucker war, ab. Ich schaffte keins von beidem, weil sich bei mir nun auch noch, gewollt oder nicht, meine Männlichkeit regte – man möge es mir verzeihen, denn ganz vom Weltlichen ab bin ja auch nicht. Und immer wieder ging eine Frage durch meinen Kopf: »Willst du das wirklich nicht, Martin? So eine Chance bekommst du sicher nie wieder!« Die Antwort auf diese Frage zu finden, wurde mir von Jutta jetzt auch noch erschwert. Denn sie kniete sich vor mich und nahm meine Hände beiseite, um mit ihren Lippen zu erkunden, was sich da unten bei mir so regte.

Für einen Moment überkam mich der Wunsch, alle meine guten Vorsätze und meine Regeln über Bord zu werfen, zumal sie, wenn ich das mal so sagen darf, technisch sehr versiert zu sein schien. Doch dann obsiegte die Vernunft in mir. Ich schob sie sanft von mir und trat einen Schritt zurück.

»Schön, dich zu sehen! Gehen wir etwas trinken?«, fragte ich bewusst nüchtern.

»Dann sollten wir uns aber zuerst etwas anziehen.«

Sie schaute verdutzt zu mir hoch. »Na, du bist aber ein ganz Harter, was? Und damit meine ich jetzt nicht …«

»Ist gut!«, fuhr ich dazwischen. »Komm, lass uns vernünftig bleiben. Ich bin nichts anderes als dein Lieferant. Du bist meine Kundin. Also lass uns jetzt bitte erst einmal einen Kaffee trinken gehen und dabei alles Notwendige besprechen.«

Ich nahm die Wäsche, die ich mir herausgelegt hatte, und zog mich eilig an.

»Schade«, meinte sie, »ich hatte mich schon auf einen anregenden Vormittag gefreut.« Sie hob ihre Kleidung auf und zog sich ebenfalls an.

»Jutta, ich bin nicht hier, um mich zu prostituieren, sondern um eine Dienstleitung auszuüben. Du hast Ware bestellt, du wirst sie bekommen. Mehr aber auch nicht.« Ich sah sie an.

»Was macht das für einen Unterschied?«, fragte sie. »Ist Prostitution keine Dienstleistung?«

Das saß, das musste ich zugeben. Ich kam etwas ins Straucheln. »Ja, doch, natürlich ist es das.«

»Also, was hindert dich?« Sie lächelte mich aufreizend an. »Bin ich dir nicht hübsch genug?«

Ich wehrte ab. »Doch, natürlich! Du bist sehr, wirklich sehr attraktiv, und ja, natürlich reizt mich der Gedanke, mit dir zu schlafen.«

»Also, was ist es dann? Willst du mehr Geld?« Immer noch lächelte sie. Es war, als würde sie mich beim Kauf eines neuen Hemdes beraten.

»Nein, nein. Die Bezahlung ist ok, mehr als ausreichend für das, weswegen ich hier bin!«, sagte ich, bemüht, meine immer noch anhaltende sexuelle Erregung zu verbergen. Ich hatte ernste Probleme, die Hose zu schließen.

»Komm, ich leg noch was drauf. Sagen wir, 30 Prozent mehr?«

Ich guckte verblüfft. Das konnte doch nicht ihr Ernst sein. »30 Prozent?« Ich suchte nach Worten.

»Zu wenig?«, entgegnete sie. »Gut, 50 Prozent!«

Ich schluckte. Natürlich ging es mir finanziell alles andere als schlecht, aber die Summe, über die wir beide jetzt sprachen, war auch für mich eine Menge Geld. Und ich tendierte immer mehr dazu, eine Ausnahme zu machen. Das war verrückt.

»Du sagst ja nichts?«, fragte sie. »Ok, ein letztes Angebot. Mir scheint, dass du wirklich ein zäher Verhandlungspartner bist. Ich verdoppele mein Angebot. Außerdem komme ich für alle Spesen auf, die in den nächsten Tagen anfallen. Egal, was du isst oder trinkst. Lust auf Kino, Theater, Oper? Oder vielleicht einen neuen Anzug? Zahle ich. Und den Heimweg fährst du erster Klasse. Unter einer Voraussetzung: Wann immer ich in den kommenden drei Tagen mit dir schlafen will, stehst du mir zur Verfügung. Keine Becher, keine Trichter. Ich will eine Warenübergabe direkt aus der Produktionsstätte!«

Das war jetzt nicht mehr nur ein bisschen verrückt, das war purer Wahnsinn. »Wie willst du dir das leisten?«, war das einzige Argument, dass mir noch einfiel, um ihren Vorschlag abzuwehren. »Hast du im Lotto gewonnen?«

Sie lachte. »Nein, aber geerbt. Und zwar eine Menge.« Dann deutete sie mit dem Kopf Richtung Tür. »Und? Gehen wir jetzt einen Kaffee trinken?«

Ich atmete tief durch. Mir hätten Prügel zugestanden, wenn ich dieses Angebot ausgeschlagen hätte.

»Ist ok«, sagte ich dann, »aber ich brauche auch einen Cognac. Und dann machen wir beide einen kleinen Bummel. Ich habe auf dem Weg her zum Hotel ein paar schicke Läden gesehen.«

Sie nickte. »Alles klar! Dann lass uns gehen.«

Wir machten uns zunächst auf den Weg in ein kleines Café, in dem wir ausgiebig frühstückten. Anschließend besuchten wir den kleinen, aber feinen Ortskern. Nein, ich hatte nicht vor, mir einen neuen Anzug auf ihre Kosten zu kaufen. Aber gemeinsam besuchten wir ein Geschäft, in dem man nette kleine Reiseandenken erwerben konnte. Jutta kaufte uns silberne Schlüsselanhänger, in den wir den Namen des jeweils anderen eingravieren ließen. Es war beinahe so, als wären wir ein ganz normales, verliebtes Paar.

Als wir wieder im Hotel und zurück auf meinem Zimmer waren, konnte es uns nicht schnell genug gehen. Wir blieben den ganzen Nachmittag im Zimmer und hatten Sex. Jutta war eine sehr leidenschaftliche Frau, und ich bereue bis heute nichts von dem, was an diesem und den zwei folgenden Tagen geschah. Jutta war mit Abstand eine der interessantesten Begegnungen, die ich jemals hatte.

Am Sonntagabend musste ich wieder nach Hause. Jutta brachte mich zum Bahnhof. Als wir an den Gleisen standen und uns verabschiedeten, hauchte sie mir einen Kuss auf die Lippen, genauso wie beim ersten Mal im Hotelzimmer.

»Danke für alles«, sagte sie. »Ich bin mir sicher, wir beide werden ein wunderbares Kind haben.«

Ein wenig verlegen schaute ich sie an und antwortete dann: »Ja, da bin ich mir sicher. Meldest du dich, wenn es geklappt hat?«

»Es hat geklappt, die Frage stelle ich mir gar nicht«, lachte sie. »Aber ja, ich gebe dir Bescheid!«

Ich stieg in den Zug in das Erste-Klasse-Abteil und setzte mich auf den Platz, den Jutta für mich reserviert hatte. Als der Zug losfuhr, winkten wir uns durch das Fenster zum Abschied zu.

Es war das letzte Mal, dass wir uns sahen. Zwei Monate später rief sie mich überglücklich an und teilte mir mit, dass sie Zwillinge erwartete. Kurz nach der Geburt meldete sie sich noch einmal und erzählte mir, dass sie einen Jungen und ein Mädchen zur Welt gebracht hatte. Die Freude in ihrer Stimme war unüberhörbar. Doch nach diesem Gespräch hörte ich nie wieder etwas von ihr. Ich denke, sie ist das geworden, was sie werden wollte: eine alleinerziehende Mutter.

Ich habe bis heute ein seltsames Gefühl, wenn ich an Jutta denke, schließlich habe ich in diesen drei Tagen nicht einfach nur meinen Samen hergegeben. Zwischen Jutta und mir gab es viel mehr. Nicht so viel, wie sie sich möglicherweise erhofft hatte, doch genug, um von einer Affäre zu sprechen. Den Schlüsselanhänger habe ich heute noch. Er ist eins meiner wenigen echten Erinnerungsstücke an eine ungewöhnliche Zeit.

WENN DAS SCHICKSAL GNADENLOS ZUSCHLÄGT

Ich habe lange mit mir gehadert, ob ich die folgende Geschichte zu Papier bringen soll. Nicht alles, was ich als Samenspender erlebt habe, war so lustig wie Turbo-Renate oder so verrückt wie die geheimnisvollen Araber. Ein paarmal kam ich auch in Situationen, die mich fertig machten. Aber Margits Geschichte riss mir den Boden unter den Füßen weg, und es grenzt an ein Wunder, dass ein Mensch mit einem solchen Schicksalsschlag überhaupt fertigwerden kann.

Margit hatte eine Tochter mit in ihre Ehe mit Dirk gebracht, jetzt wollten sie zur Krönung ihres Familienglücks ein Baby. Doch Dirk war unfruchtbar, was erst nach Jahren, in denen sie vergeblich versucht hatten, auf natürlichem Weg ein Kind zu zeugen, festgestellt wurde. Danach erfolgte ein wahrer Marathonlauf durch verschiedene Kinderwunschkliniken. Nach zahlreichen erfolglosen Anläufen waren die finanziellen Mittel aufgebraucht.

Ich lernte das Paar durch eine Webseite für Samenspenden kennen, auf denen ich mittlerweile breitflächig annonciert hatte. Margit war es sehr wichtig, dass zuerst ein persönlicher Kontakt entstehen sollte. Da ich in dieser Zeit beruflich sehr eingespannt war und somit nicht einfach mal eben nach Stuttgart fahren konnte, machte ich den Vorschlag, dass wir uns doch in Dänemark treffen könnten. Sie sollte mit ihrer Familie dort Urlaub machen, und ich könnte die Zeit nutzen, um die paar Freunde zu treffen, die ich dank meiner regelmäßigen »nebenberuflichen« Besuche dort hatte.

Die Idee kam gut an, und ich besorgte der Familie ein Ferienhaus auf Fünen. Wir verbrachten eine ganze Woche gemeinsam dort, tagsüber machten wir Ausflüge und besuchten eine Reihe von Sehenswürdigkeiten, abends kochten wir zusammen und besprachen, nachdem die Tochter im Bett war, die Vorstellungen der einzelnen Beteiligten. In dieser Zeit fiel mir auf, dass Margit die Entscheidungen traf, während Dirk im Gespräch eher passiv blieb. Zunächst dachte ich: »Na ja, da hat die Frau das Sagen«, aber mit der Zeit bemerkte ich, dass das nur so war, wenn es um die Samenspende ging. Ansonsten war das »Machtverhältnis« eher ausgewogen. Nach der Woche Urlaub sagte Margit, sie wolle sich alles nochmal in Ruhe überlegen, was für mich nach einer dermaßen intensiven Vorbereitung zugegebenermaßen verwunderlich, aber selbstverständlich in Ordnung war. Die drei reisten ab, und ich hörte einige Wochen nichts von ihnen.

Margit schrieb mir nach den Ferien immer wieder mal E-Mails, wollte aber nicht konkret werden, was die Samenspende betraf. Erst einige Wochen später kam die Nachricht: »Wir möchten starten.« Wir unterzeichneten die übliche Vereinbarung und merkten die ersten Termine vor. Die Übergaben liefen jedes Mal wunderbar. Ich kam für zwei Tage in einem Hotel unter, Dirk holte das Ejakulat ab und die Insemination machten sie zu Hause. So vergingen sechs Monate, bis endlich die erlösende Nachricht über einen positiven Schwangerschaftstest kam. Das heißt für mich im Normalfall: Auftrag erledigt.

Ich hörte lange nichts von beiden, gelegentlich kam eine kurze SMS, dass alles in bester Ordnung sei. Doch eines Abends kam völlig unerwartet ein Anruf von Margit. Verzweifelt und traurig erzählte sie mir, dass sie sich von Dirk getrennt habe und nun mit ihrer Tochter aus erster Ehe in einer schönen Wohnung in Stuttgart lebe. Sie sagte, dass die Beziehung eigentlich schon lange vor der Samenspende im Eimer gewesen sei. Dirk sei von ihrem Kinderwunsch genervt gewesen und habe eigentlich nur der Ruhe wegen zugestimmt. Ihre Schwangerschaft hingegen verlaufe gut. Das erwartete nochmalige Mutterglück baute sie auf.

Nach dem mehrstündigen Telefonat klang sie viel zuversichtlicher und hatte sich wieder gefangen. Ich dachte mir, dass eine Trennung zum jetzigen Zeitpunkt wohl besser für das ungeborene Kind sei, denn so würde es eventuelle Streitigkeiten nicht mitbekommen. Erst am Schluss kam Margit zu dem eigentlichen Grund ihres Anrufes: Sie wollte nicht alleine entbinden und fragte, ob ich bereit wäre, bei der Geburt dabei zu sein. Ich sagte zu. Ich hatte in der Vergangenheit schon mehrere Geburten von Spenderkindern begleitet, deshalb war mir das alles vertraut.

Zum errechneten Geburtstermin nahm ich mir Urlaub, sodass ich jederzeit nach Stuttgart aufbrechen konnte. Einige Tage vor dem Termin rief mich Margit mit der Mitteilung an, dass sie sehr starke Unterleibsschmerzen habe und ins Krankenhaus müsse. Sie fragte, ob ich nachkommen könne. Stunden später saß ich auch schon in einem Flugzeug Richtung Stuttgart und fuhr sofort nach der Landung ins Krankenhaus. Im Kreißsaal stellte ich mich der Hebamme als Lebenspartner vor. Margit hatte mich darum gebeten, mich nicht als Spender zu outen.

Die Eröffnungsphase war bereits eingeleitet, aber Ärzte, Schwestern und Hebamme machten einen sehr angespannten Eindruck. Beim Ultraschall, sagte man mir, sei festgestellt worden, dass das Kind nicht richtig liege und die Herztöne nicht zu hören seien. Die Hebamme entschloss sich daher, sofort zu handeln. Das Fruchtwasser wurde abgelassen, und sie versuchte, das Baby zu holen. Ich stand an der Kopfseite des Bettes und hielt Margits Hände. Ihre Wehen kamen zu schwach. Ich redete die ganze Zeit auf sie ein, während ich die Hebamme im Auge behielt. Im Kreißsaal kam Hektik auf. Alles lief vor meinen Augen ab wie ein Film; etwas, an dem ich nicht beteiligt bin, sondern das ich mir nur ansehe.

Nach einer Stunde blickte ich in Margits Gesicht und wusste, nichts wird gut, nichts wird nachher mehr so sein wie vor dieser Geburt. Das kleine Mädchen kam tot zur Welt. Es erstickte nur wenige Minuten vor der Geburt. Die Nabelschnur hatte sich um den Hals des Kindes gewickelt. Der Anblick des toten Babys war entsetzlich, aber noch schlimmer war der Blick in das Gesicht der Mutter. Im Kreißsaal herrschte minutenlang absolute Stille. Dann kamen Arzt und Hebamme zu mir und sagten, wie leid es ihnen tue. Danach gingen sie zu Margit, die immer noch auf dem Bett lag und starr ins Nichts blickte. Ich war schon vor Minuten zum Fußende des Bettes gegangen und blieb auch jetzt wie gelähmt vor dem Baby stehen. Ich betete, was ich seit zwanzig Jahren nicht mehr getan hatte, unhörbar ein Vaterunser. Als ich zu der Zeile » dein Wille geschehe« kam, hörte ich abrupt auf. Nein, ein Gott, der so etwas geschehen ließ, war nicht mein Gott, und eigentlich war er es auch vor diesem Schicksalsschlag nicht gewesen.

Das Baby wurde untersucht und gewogen, und auch Margit medizinisch versorgt. Unendlich langsam wurde ihr bewusst, was geschehen war. Ich wollte zu ihr gehen und sie trösten, doch Hebamme und Arzt nahmen mich zur Seite und fragten, wie sie weiter verfahren sollten. Sie klärten mich über alle Möglichkeiten auf und wollten, dass ich das mit Margit in Ruhe bespreche. Ich ging zu ihr, nahm ihre Hand und versuchte mit ihr zu reden. Aber sie flüsterte mir ins Ohr: »Gib mir mein Baby!« Ich versuchte, so zu tun, als hätte ich sie nicht gehört, aber sie wiederholte ihre Bitte, diesmal lauter: »Hol mein Baby!« Also ging ich zu der Hebamme und gab Margits Wunsch weiter. Ich war überzeugt, dass Margit ihr Kind nicht würde sehen dürfen, dass es da sicherlich irgendwelche Regeln gab, die das verhinderten. Doch die Hebamme sagte ruhig, dass das eine Art der Trauerbewältigung sei und dass Margit ihr Kind selbstverständlich würde halten dürfen. Sie ging mit mir in den Nebenraum. Das kleine Mädchen war gewaschen und in ein kuscheliges weiches Tuch eingeschlagen worden. Seine Haut war violett und fühlte sich an wie Pergamentpapier. Die Hebamme legte es mir liebevoll in den Arm, ganz so, als würde die Kleine nur schlafen. Ich ging zurück zu Margit und gab ihr das tote Mädchen, bemüht, ebenso sanft zu sein wie die Hebamme. Margit weinte. Sie klammerte sich an das Baby, als wollte sie es nie wieder loslassen. Mir zerriss es das Herz. Noch nie hatte ich so viel Leid in den Augen eines Menschen gesehen.

Wenig später wurde Margit in ein Einzelzimmer gebracht, immer noch das tote Mädchen im Arm. Wir saßen die ganze Nacht beisammen, ohne ein Wort zu wechseln, bis es draußen hell wurde. Ich musste es irgendwie schaffen, mit ihr ins Gespräch zu kommen, aber sie wollte nicht reden. Also stellte ich ihr Fragen und machte danach Vorschläge, zu denen sie nickte oder den Kopf schüttelte. So wollte ich von ihr wissen, ob ich mich um die zu erledigenden Formalitäten hier in der Klinik kümmern oder ob ich ihre Verwandten kontaktieren sollte. Als ich fragte, ob ich ein Bestattungsunternehmen beauftragen solle, verneinte sie. Ich fragte erneut, sie schüttelte wieder den Kopf. Sie wollte nach Hause, mit ihrem Baby. Ich sagte ihr, dass das wahrscheinlich nicht möglich sei, aber sie bestand darauf. Also ging ich ins Stationszimmer und erzählte der Schwester, was Margit wollte. Sie erklärte mir, dass es natürlich möglich sei. Auch das wäre eine Art, den Verlust zu verarbeiten. Zur damaligen Zeit konnte ich das nicht verstehen und fand die Vorstellung, mit einem toten Kind nach Hause zu fahren, einfach nur krank. Heute weiß ich, dass es falsch war, so zu denken. Jeder hat ein Recht darauf, mit seiner Trauer auf seine eigene Weise umzugehen.

Ich erledigte die Formalitäten, die Schwestern zogen die Kleine, die bis dahin noch in dem Tuch eingewickelt war, an. Margit bat mich, die Trage, aus ihrem Auto zu holen, was ich tat. Als würde sie leben, schnallte ich das Mädchen in der Tragschale an und fuhr zu Margit nach Hause, wo schon ihre Mutter, die ich inzwischen informiert hatte, wartete. Die große Tochter war bei einer Freundin untergebracht. Dort angekommen, zog ich mich zurück. Meine Kraftreserven waren aufgebraucht, ich war völlig am Ende.

Ich blieb noch zur Beisetzung ein paar Tage später. Die Verabschiedung von Margit ging unter die Haut. Wir lagen uns minutenlang in den Armen und heulten. Nach meiner Rückkehr entschloss ich mich, eine längere Auszeit zu nehmen, und reiste nach Schottland an den River Moy zum Lachsangeln. In einer einsamen, primitiven Hütte wohnte ich vier Wochen alleine, bis ich mit mir und der Welt wieder klarkam.

Margit lebt heute mit einer Frau, ihrer eigenen Tochter sowie der Tochter ihrer Lebensgefährtin in Frankreich und hat, soweit man das überhaupt kann, die tragischen Erlebnisse unter anderem mit professioneller Unterstützung verarbeitet. Wie sie das geschafft hat, ist mir ein Rätsel.

PRAKTIKUM IN EINER SAMENBANK

Ich war schon längere Zeit Samenspender, als mir die Idee kam, hinter die Kulissen einer Samenbank zu schauen. Um wirklich alle Tätigkeiten und Aufgaben mitzubekommen, bot sich ein vierwöchiges Praktikum an. Dazu musste ich einen längeren unbezahlten Urlaub bei meinem Arbeitgeber einreichen, weil mir das sonst zeitlich natürlich nicht möglich war. Da ich durch meine Samenspenden mittlerweile einen ansehnlichen Betrag auf meinem Sparkonto hatte deponieren können, konnte ich mir das durchaus leisten. Und in der Firma, bei der ich damals arbeitete, hatte ich ein recht gutes Verhältnis zu meinen Vorgesetzten, sodass ein Praktikum auch von dieser Seite aus durchaus machbar war.

Ich versuchte mein Glück zuerst bei einigen deutschen Samenbanken, aber es hagelte nur

Absagen. Nach langem Suchen und vielen Bewerbungen bekam ich die Zusage einer Samenbank mit angeschlossener Fertilitätsklinik in Amsterdam. Wunderbar! Ich freute mich wie ein kleines Kind.

Zum vereinbarten Tag trat ich mein Praktikum in der Klinik an, wo ich mit wirklich herzlicher holländischer Freundlichkeit begrüßt, vorgestellt und aufgenommen wurde. Anstatt mich fest einer bestimmten Abteilung zuzuteilen, sollte ich einfach im normalen Betrieb mitlaufen, um so viel wie möglich mitzubekommen. Im Personalbüro musste ich noch eine Erklärung unterschreiben, dass ich Daten weder sammeln noch weitergeben würde, und schon konnte es losgehen. Dann bekam ich einen Rundgang durchs Gebäude, angefangen bei den Kabinen. Mit großer Überraschung stellte ich fest, dass die dort ausliegenden Sexmagazine den Anschein erweckten, aus den Sechzigerjahren zu stammen. Mit den modernen Heftchen verglichen, hatten sie eher Softporno-Charakter.

Im Gegensatz zu den mir bekannten Samenbanken in Deutschland und Dänemark war die Organisation in Holland viel strikter. Die Spender kamen, gaben schnell ihr Sperma ab und bekamen beim Verabschieden gleich den nächsten Termin, was ein bisschen an die Besuche beim Zahnarzt erinnerte. Die Mitarbeiter arbeiteten hochkonzentriert und vermieden jegliche Ablenkung. Die meisten waren Frauen, was ich so interpretierte, dass sie weit weniger verklemmt waren als wir Männer.

Mit einer Mitarbeiterin, Michele, freundete ich mich an, und wir beschlossen, abends in Amsterdam auszugehen. Mich interessierte nicht nur Michele, sondern auch, was sie über ihren Job erzählen würde. Zwar wurde es mit Michele und mir nichts, und ich bekam auch keine besonderen Insider-Infos, aber ihre Antwort auf meine Frage, ob es anfangs für sie ungewohnt gewesen sei, ihren Lebensunterhalt mit Spermien zu verdienen, fand ich interessant: »Ich verdiene mein Geld nicht mit Sperma, sondern mit dem Verkauf von Emotionen.«

Die Tage vergingen wie im Flug. Ich durfte mir die Abläufe beim Waschen des Spermas sowie das Zentrifugieren und Frosten ansehen. »Sperma waschen« mag irritierend klingen, doch das Ejakulat besteht nicht nur aus Spermien, sondern auch aus Sekreten aus der Prostata und der Samenbläschen. Diese Sekrete werden bei einer natürlichen Befruchtung bei der Passage durch den Gebärmutterhals entfernt. Das ist wichtig, weil das Ejakulat einige Substanzen enthält, die für den Befruchtungsprozess schädlich sein können, indem sie die Gebärmutter zu schmerzhaften Kontraktionen reizen.

Nachdem zwischen den Mitarbeitern und mir ein gewisses Vertrauensverhältnis entstanden war, durfte ich an einigen Vorgesprächen mit zu inseminierenden Frauen und ihren Partnern und Partnerinnen teilnehmen. Dabei wurde mir klar, wie geschickt die Mediziner ihren Patientinnen die Behandlungen verkauften; wie gekonnt die Besprechungszimmer mit Fotos von glücklichen Kindern und Eltern tapeziert waren, um bei interessierten Frauen den Eindruck zu erwecken, alle diese Kinder seien durch Eingriffe in dieser Klinik entstanden. In Wirklichkeit kamen die Fotos von einer Werbeagentur. Viele dieser Gespräche glichen mehr Verkaufs- denn Beratungsgesprächen.

Überrascht war ich über den enormen Dokumentationsaufwand, den jede einzelne Spermaspende mit sich brachte und der penibel eingehalten wurde. Vor dem Praktikum dachte ich tatsächlich, dass es mit zwei, drei Listen getan wäre: Spender, Ejakulat-Register, Empfängerin, fertig! Doch so einfach war es bei Weitem nicht. Über jeden Vorgang wurde penibel Buch geführt; selbst wenn eine Ampulle nur aus organisatorischen Gründen ein Regalbrett tiefer geräumt wurde, musste derjenige, der das tat, diesen Vorgang festhalten und begründen. Bürokratie par excellence. Nach einigen Tagen war ich mir sicher, dass hier das Risiko eines Vertauschens von Spendersamen auf ein Minimum beschränkt wurde. Ich will nicht behaupten, dass es in den Samenbanken, die ich davor besucht hatte, zu mir bekannten Fehlern gekommen sei. Alleine die Arbeitsweise in Holland gab mir das Gefühl, dass so etwas hier von vornherein nicht vorkommen konnte.

Nach diesem Praktikum wollte ich am liebsten meinen Job hinwerfen und nach einem Zweitstudium im Bereich der Reproduktionsmedizin neu anfangen, was aber aus finanziellen Aspekten damals unmöglich war. Dass mir mein privates Samenspenden in den nächsten zehn Jahren tatsächlich so viel einbringen sollte, dass ein Zweitstudium locker möglich gewesen wäre, konnte ich zum damaligen Zeitpunkt noch nicht ahnen.

MEINE FESTNAHME

Ich kann mir schon vorstellen, dass mein Verhalten manchmal auf die Angestellten in den Hotels, die ich besuche, irgendwie anrüchig wirkt. Da kommt dieser Typ, trifft sich, manchmal mehrmals hintereinander, mit einer Frau und reist kurz darauf wieder ab. Da ist doch etwas Schmieriges im Gange! Normalerweise ist es mir egal, was andere über mich oder das, was ich tue, denken, und es fällt mir nicht einmal im Traum ein, mich zu erklären. Einmal jedoch musste ich genau das tun. Dieses Erlebnis gehört zu den wenigen, bei denen ich mich in Grund und Boden geschämt habe.

Der Vorfall ereignete sich bei einer Spermaübergabe in einem Trend-Hotel im österreichischen Linz. Meine Empfängerin hatte die gebrauchten Spritzen im Mülleimer, der sich im Zimmer befand, entsorgt. Am nächsten Morgen wollte ich abreisen. Ich musste das Zimmer bis 10 Uhr geräumt haben, aber mein Flug ging erst um 13 Uhr. Also fragte ich an der Rezeption, ob ich meinen Koffer dort deponieren könne, um ohne Gepäck die Stadt erkunden zu können. Die freundliche Hotelmitarbeiterin nahm meinen Koffer in Verwahrung.

Um die Mittagszeit kam ich von meinem Stadtbummel zurück ins Hotel. Zwei österreichische Polizeibeamte standen in der Eingangshalle. Mir fiel sofort auf, dass sie mich mit ihren Blicken taxierten, dachte mir aber nichts weiter. Ich grüßte, ging an ihnen vorbei und wollte meinen Koffer an der Rezeption abholen, da tippten mir die Beamten auf die Schulter und fragten, ob ich Martin Bühler sei. Ich bestätigte verwundert und fragte, ob etwas passiert sei. Beide Polizisten schauten sich vielsagend an, dann antwortete einer von ihnen todernst: »Wir stellen die Fragen!« Dann hielten mir die Beamten eine Mülltüte unter die Nase und fragten, ob ich die Spritzen erkennen würde, was ich ebenfalls mit einem deutlichen »Ja« beantwortete. Ich erklärte, dass ich Samenspender sei, worauf die Herren keinen Hehl aus ihrer Ansicht machten, dass ich sie wohl verarschen wolle. Sie hielten die Spritzen für die Überreste einer wilden Drogenparty, die ich gestern Nacht mit meinem Damenbesuch gefeiert hätte. Als sie meinen Koffer öffneten und durchsuchten, fanden sie weitere leere, steril verpackte Spritzen – in ihren Augen ein weiterer Beweis gegen »Drogendealer« Bühler.

Da die Polizisten anhand der »Geruchsprobe« an den benutzten Spritzen nicht eindeutig sagen konnten, ob es sich um Drogen handelte oder nicht, musste ich mit auf die Wache. Ich weigerte mich nicht, aber als ich in Begleitung der Gendarmen die Lobby verließ, waren alle Blicke auf mich gerichtet. Ich kam mir vor wie ein Verbrecher.

Im Labor der Polizeiwache angekommen, wurde der restliche Inhalt der Spritze untersucht und meine Angaben wurden bestätigt. In Österreich ist die private Samenspende mit der »Bechermethode« nicht verboten – wirklich legal ist sie aber auch nur dann, wenn die Spende wirklich *privat* stattfindet und finanzielle Gegenleistungen ausgeschlossen sind. Etwas Gegenteiliges war mir nicht nachzuweisen, also durfte ich Stunden später – mein Flug war längst weg – endlich gehen.

Ich bekam erst am nächsten Tag einen neuen Flug und musste noch eine Nacht in Linz anhängen. Da ich mich in dem Hotel sehr wohl gefühlt hatte, fragte ich nach, ob für diese Nacht noch ein Zimmer frei sei. Aber seltsamerweise waren in meinem bevorzugten Hotel alle Betten ausgebucht, keine Zimmer verfügbar.

Seit diesem unangenehmen Erlebnis, bei dem ich mich in Grund und Boden geschämt habe, trage ich immer Sorge, dass die Empfängerinnen ihre Spritzen nicht einfach so in den Hotelmülleimern entsorgen, sondern sie zumindest vorher in Papier einwickeln oder mitnehmen, um sie zu Hause wegzuwerfen. Denn auf eine zweite Begegnung mit der österreichischen Polizei kann ich gut verzichten!

MEIN ERSTES GESPRÄCH MIT EINEM SPENDERKIND

Viele Jahre, in denen ich als Samenspender tätig war, pflegte ich eher oberflächliche Freundschaften mit den Paaren und Frauen, die mit meiner Hilfe ein Kind bekommen hatten. Trotzdem dachte ich oft darüber nach, wie es wohl sein würde, einem Spenderkind von meiner Mitverantwortlichkeit bei seiner Zeugung zu erzählen. Doch egal, wie oft ich darüber nachdachte, immer schob ich das Thema einfach weg, auch wenn ich wusste, dass es eines Tages sicher auf mich zukommen würde. Und obwohl die Vereinbarung, die ich mit den Empfängerinnen immer sorgfältig durchging, auch einen entsprechenden Passus enthielt, war die Chance, dass mich eines meiner Spenderkinder irgendwann kennenlernen wollen würde, recht gering.

Doch dann kam eines Tages die Nachricht, vor der ich immer Bedenken gehabt hatte. Andrea und Larissa, ein lesbisches Paar, hatte seinen Kinderwunsch vor zehn Jahren mit mir als Spender verwirklicht. Ich hatte über neun Jahre keinen Kontakt zu den beiden Frauen gehabt, aber jetzt schrieben mir die beiden, ob ich zu meinem Wort stehen würde, gemeinsam ihrer Tochter ihre Geschichte zu erzählen.

Ich suchte erst einmal alle Daten in meinem privaten Archiv, in dem ich im Erfolgsfall allen Schriftverkehr und sonstige Unterlagen sammelte, und las nach, mit wem ich es überhaupt zu tun hatte. Ich war überrascht, wie sehr sich auch mein eigener Schreibstil verändert hatte und wie abgeklärt ich inzwischen war. Mein Gott, war ich damals sentimental gewesen!

Nach der Durchsicht der Akte antwortete ich der Familie, dass ich mich auf unser Treffen freue, und schlug einen Termin in Saarbrücken vor. Gut, das mit dem Freuen war, um ehrlich zu sein, etwas gelogen. In Wirklichkeit war ich wahnsinnig nervös. Ich stellte es mir unheimlich schwer vor, mit einem Kind so über dessen »ungewöhnliche« Entstehung zu sprechen, dass es weder verletzt war, noch einen Schock fürs Leben bekam. Je näher der vereinbarte Tag rückte, desto größer wurden meine Zweifel, und vielleicht zum ersten Mal wurde mir wirklich bewusst, dass Samenspenden sehr, sehr viel mehr ist als Onanieren in einen Plastikbecher.

Die ICE-Fahrt nach Saarbrücken verging wie im Flug. So schnell war mir selbst dieser Zug noch nie vorgekommen. Dort angekommen fuhr ich erst in mein Hotel und erholte mich etwas. Das Treffen war für den kommenden Vormittag geplant. Danach ging ich in die Stadt zum Abendessen und um mich etwas abzulenken. Doch mir gingen immer dieselben Fragen durch den Kopf: »Wie wird das Mädchen aussehen? Was ist, wenn ich es nicht erkenne? Wird sie das verletzen?« Ich hatte nur ein Foto gesehen, das direkt nach der Geburt aufgenommen worden war, aber kein aktuelles Bild. Es half alles nichts, ich wurde immer nervöser. Also nahm ich mir ein Taxi und nannte der Fahrerin die Adresse der Familie.

Wir fuhren langsam durch eine Neubausiedlung, bis wir die Straße erreichten, in der die beiden Frauen mit ihrer Tochter wohnten. Ein wunderhübsches Mädchen spielte mit seiner Mama im Garten. Ich musste nicht einmal die Hausnummer sehen, sondern wusste instinktiv, dass sie es sein musste: Ein von mir emotionslos gezeugtes Kind, über das ich nie weiter nachgedacht hatte und das jetzt plötzlich in Fleisch und Blut vor mir stand.

Selten zuvor war ich so überwältigt. Mir liefen die Tränen unkontrolliert über die Wange, obwohl ich alles andere als nah am Wasser gebaut bin. Und selbst heute bin ich den Tränen nahe, wenn ich an diesen Moment zurückdenke. Das war etwas ganz Besonderes. Ich hatte dieses Kind noch nie zuvor gesehen, und bis zu diesem Moment war es für mich einfach nur das Ergebnis eines emotionslosen Zeugungsvorgangs gewesen, den beide Beteiligten auch noch alleine durchgeführt hatten. Doch von einer Sekunde auf die andere wurde dieses Kind in meinen Gedanken von einem namenlosen »Spenderkind« zu Sophie. Allein ihr Anblick machte mir deutlich, wie wunderbar das Leben doch war. Das kleine Mädchen, das dort im Garten spielte, war ein Teil von mir. Ich heulte wie ein Schlosshund. Zudem dachte ich nun das erste Mal darüber nach, wie viele Spenderkinder mittlerweile auf der Welt waren, die nur aufgrund meiner Geschäftstüchtigkeit ihren Weg ins Leben gefunden hatten.

Die Taxifahrerin fragte besorgt, ob sie mir helfen könne, und riss mich damit aus meinen Gedanken. Sie vermutete wohl ein Familiendrama. Ich dankte ihr und sagte, dass es Tränen des Glücks seien. Einige Minuten blieben wir noch stehen, danach fuhr ich ins Hotel zurück.

Eine schlaflose Nacht lag vor mir, aber jetzt waren die Fragen komplett andere. Was, wenn ich entgegen aller Vorsätze Vatergefühle entwickle? Wie wird Sophie das morgige Gespräch aufnehmen? Sollte ich meiner eigenen Tochter, die etwa genauso alt wie Sophie war, etwas von diesem Tag erzählen? Ich hatte insgeheim das Gefühl, meine eigene Tochter zu hintergehen, obwohl das eigentlich vollkommen unbegründet ist. Diese Nacht wollte einfach nicht vergehen, Schlaf fand ich natürlich kaum.

Am folgenden Morgen stand ich deswegen schon früh am Frühstücksbuffet des Hotels, aber außer einem Kaffee brachte ich nichts hinunter. Um elf Uhr kamen beide Frauen mit der kleinen Sophie ins Hotel. Ich hatte damit gerechnet, dass ich Abneigung und Distanz von ihr erfahren würde, da ich ja ein Unbekannter für sie war. Doch als ihre beiden Mamas Andrea und Larissa mit ihr direkt auf mich zugingen und zu Sophie sagten: »Das ist Martin«, lief sie mit strahlendem Gesicht zu mir und fiel mir in die Arme. Da war es das zweite Mal um mich geschehen. Obwohl ich mir immer wieder vorgenommen hatte, dass ich nicht heulen werde, liefen mir die Tränen über die Wangen. Ich rang sichtlich um Fassung und heulte wie ein kleiner Junge. Ich, der ach so emotionslose Massenspender, der das ja alles angeblich nur wegen des Geldes machte!

Sophie war von meiner Reaktion sichtlich überrascht, also sagte ich ihr, dass es Freudentränen seien. Wir gingen alle vier gemeinsam ins Restaurant des Hotels und bestellten heiße Schokolade. Ich fing das Gespräch mit Sophie an, die beiden Mütter hielten sich zurück. Ich begann im wahrsten Sinne des Wortes ganz am Anfang und erzählte ihr, dass ich nur ein Freund ihrer Mamas sei, der ihnen weitergeholfen habe. Ich hätte ein Sekret, das *Sperma* heißt, abgegeben und so ihre Geburt möglich gemacht, weil ihre beiden Mamas zusammen keine Kinder zeugen könnten. Denn dazu brauche man einen Mann, da nur Männer Sperma besäßen. Auf die vorsichtig formulierten Erklärungen hätte ich verzichten können, denn Sophie antwortete unbeeindruckt: »Klar, ich bin doch nicht doof, das kannst du dir sparen, das weiß ich doch schon alles.« Und schon war die Anspannung gelöst. Ich erzählte ihr noch, dass es keinen körperlichen sexuellen Kontakt zwischen mir und ihrer Mama gegeben hatte und dass alles geplant gewesen sei, weil ihre beiden Mamas sich ihre Sophie so sehr gewünscht hatten. Das fand das Mädchen ganz toll. Nach rund vierzig Minuten war alles gesagt und ich wollte Sophie auch nicht mit Informationen bombardieren. Sie stellte aber auch keine Fragen mehr, sondern schien das Gesagte erst einmal verarbeiten zu müssen. Daher machte ich den Vorschlag, gemeinsam in den

Saarbrücker Zoo zu gehen. Die Kleine war begeistert und so fütterten wir wenig später gut gelaunt und entspannt die Elefanten. Nach und nach kamen jetzt von Sophie einige Fragen, so ganz nebenbei, die ich im Plauderton beantwortete.

Je näher der Abend kam, desto wehmütiger wurde ich. Ich wollte nicht, dass dieser wunderbare Tag zu Ende ging. Aber irgendwann war es so weit: Ich musste zum Zug. Wir verabschiedeten uns, und ein Teil meines Herzens blieb bei Sophie in Saarbrücken, als ich davonfuhr. Bis heute haben wir ein- bis zweimal im Jahr telefonischen Kontakt, und zum Geburtstag erhalte ich immer schöne kreative Bilder.

Noch lange ging mir mein erstes aufklärendes Gespräch durch den Kopf, auch wenn es ein wunderbarer Moment gewesen war. Die emotionale Distanz zur Spenderfamilie ist wichtig und sollte nicht unterschätzt werden – auf beiden Seiten. Freundschaften, die entstehen können, wenn man einander über eine mitunter lange Zeit relativ nahe gekommen ist, nehme ich gerne an. Dennoch sollte man darauf achten, die Beziehungen nicht zu eng werden zu lassen, denn mit zunehmender Nähe entsteht zwangsläufig auch eine engere Bindung zu den Spenderkindern, selbst wenn man dabei »nur« als Samenspender fungiert hat und eigentlich keine innige Bindung an »seinen« Nachwuchs hat, der ja bei seinen sozialen Eltern aufwächst. Muss man nach einer Zeit der Nähe und der Gewöhnung wieder voneinander Abschied nehmen, führt das zu einer inneren Zerrissenheit. Und ein Samenspender hat, was in der Natur der Sache liegt, eine Menge Kinder, zu denen er eine Beziehung aufbauen könnte! Außerdem will man ja auch die Familie, in der das Kind aufwächst, nicht zerstören oder sich in sie hineindrängen.

Grundsätzlich kann ich besten Gewissens sagen, dass Spenderkinder kein Problem mit dem Wissen darum, wie sie entstanden sind, haben. Sie haben nur dann ein Problem, wenn ihnen die Möglichkeit genommen wird, ihre Wurzeln zu erforschen, etwa weil der Samenspender anonym geblieben ist. Der Wunsch nach Anonymität ist für mich zu einem gewissen Grad nachvollziehbar und entsteht meist aus der Angst heraus, nicht irgendwann einmal auf Unterhalt verklagt werden zu können. Die meisten Kinder wollen aber kein Geld. Sie wollen einfach nur wissen, wo sie herkommen, und damit die eigene Identität festigen und ausbauen. Würde die Politik anonyme Samenspenden verbieten und im Gegenzug die Spender rechtlich absichern, müsste niemand mehr sein Recht auf Informationen zur eigenen Herkunft einklagen.

VOODOO-ZAUBER IN GRÜNWALD

Es klang wie ein ganz normaler Auftrag: Charlotte aus Grünwald bei München wollte ein Kind, aber keine Beziehung. Sie war mit gerade einmal 40 Jahren in Pension gegangen, nachdem sie bei der Steuerfahndung in Bayern tätig gewesen war. Sie hatte schon zwei Kinder, die aber beide bei ihrem Exmann lebten. Jetzt wünschte sie sich ein Kind, das ihr niemand würde wegnehmen können; ein Kind ganz für sie alleine.

Ich fuhr mit dem ICE nach München, wo mich Charlotte am Hauptbahnhof abholte. Wir gingen in den Bayerischen Hof zum Essen und besprachen die Details. Sie wünschte sich eine Insemination mit der Trichtermethode, weil sie sich davon schnellen Erfolg versprach. Da es schon spät war, fuhren wir in ihre Wohnung in Grünwald, einem noblen Vorort Münchens. Ich ging davon aus, dass wir dann sofort zum Geschäft kommen würden und ich den letzten ICE nach Hause noch erreichen würde. Doch Charlotte teilte mir mit, dass sie bereits im Hotel Kempinski ein Zimmer für mich reserviert hätte, weil »das Ganze ja ohnehin eine Weile dauern werde«. Ich war mir nicht ganz sicher, wie sie das meinte, sagte aber nichts weiter dazu. Sie würde schon eines Besseren belehrt werden, wenn es so weit war, dachte ich. In der Wohnung angekommen, wurde ich dann um etwas Geduld gebeten, da noch jemand zu Besuch komme. »Na bravo«, dachte ich, war verwundert und wartete auf das, was da wohl kommen mochte.

Nur wenige Minuten später klingelte es an der Tür und eine Frau, die ebenso breit wie hoch war, stellte sich als Charlottes Freundin Tabita vor. Sie verkündete, dass sie den Erfolg der Samenspende sicherstellen wolle und daher einige Rituale praktizieren werde. Ich nahm auf einem Sessel im Wohnzimmer Platz und beäugte den Hokuspokus eher belustigt, sah mich aber unauffällig im Zimmer um, damit ich mögliche Fluchtwege parat hatte, falls mir der Zauber zu weit ginge. Tabita zündete Räucherstäbchen an und dunkelte die Lampen mit mitgebrachten Tüchern ab. Danach verteilte sie kleine, nicht definierbare Knöchelchen auf dem Tisch und murmelte seltsame, mir nicht verständliche Worte. Nach schier endlosen sechzig Minuten war der Spuk vorbei, Tabita verabschiedete sich mit besten Prognosen, bekam von Charlotte noch ihr Honorar und verschwand. Meine Befürchtungen, dass sie meinen Intimbereich, womöglich auch noch in Aktion, beschwören wolle, blieben zum Glück unbegründet.

Um uns nach der ganzen Aufregung etwas zu entspannen, unterhielten Charlotte und ich uns ein wenig. Sie erzählte mir unter anderem, dass sie sich regelmäßig Unterstützung von Tabita holte und so versuchte, ihrem Leben endlich eine gewisse, vorbestimmte Richtung zu geben. Nach ihrer frühzeitigen Pensionierung, über deren Gründe sie sich ausschwieg, sei ihr das Sorgerecht für ihre beiden Kinder vom Jugendamt entzogen worden, aber auch hier wollte sie nicht sagen, warum. Sie deutete an, dass sie sich von den meisten Menschen, darunter auch ihr Exmann, unverstanden fühlte, sich aber ganz sicher sei, nun auf dem richtigen Weg zu sein. Wenn ich nachfragte, verhedderte sie sich jedoch in Ungereimtheiten und Widersprüchen, was sie nicht zu bemerken schien. In ihrer kleinen Welt war alles in Ordnung – bis auf ihre »Kinderlosigkeit«.

Mir dämmerte so langsam, dass hier wohl grundsätzlich etwas nicht stimmte. Ich verurteile niemanden für seinen Glauben oder seine Ansichten. Trotzdem will ich, wenn ich durch meine

Hilfe die Geburt eines Kindes ermögliche, dass es in guten und stabilen Verhältnissen aufwächst. Charlotte mochte zwar eine Wohnung in der besten Gegend Münchens haben, aber sie selbst erschien mir zunehmend labil und verrückt. Tabitas Besuch war beinahe noch das Normalste, was ich an diesem Abend aus Charlottes Leben mitbekam.

Doch was sollte ich nun tun? Mein ICE war längst ohne mich unterwegs. Sollte ich ablehnen, mir ein Hotelzimmer nehmen und am nächsten Morgen abreisen? Das geradezu manische Leuchten in Charlottes Augen, wenn sie von ihrem neuen Baby sprach, ließ mich außerdem daran zweifeln, dass sie meine Weigerung einfach akzeptieren würde. Einfach meinen Job zu machen und ein Kind mit ihr zu zeugen erschien mir allerdings mehr als unverantwortlich.

In der Trichtermethode sah ich meine Chance, aus der Sache herauszukommen. Ich erklärte Charlotte den Ablauf der Anwendung und sagte, dass ich mich allein im Wohnzimmer stimulieren würde, um im richtigen Moment zu ihr ins Schlafzimmer zu kommen. Sie solle sich aufs Bett legen und sich ebenfalls stimulieren, da das die Chance auf eine erfolgreiche Befruchtung der Eizelle erhöht. Sie stimmte zu und ließ mich allein. Nach rund fünfzehn Minuten ging ich zu ihr. Sie hatte sich an meine Anweisungen gehalten und war bereits sichtlich erregt. Ich führte ihr den Trichter ein und spielte ihr wenige Sekunden später einen oscarreifen Orgasmus vor, was Charlotte so antörnte, dass sie selbst kam. Dass gar kein Ejakulat in sie einträufelte, bemerkte sie im Eifer des Gefechts gar nicht.

Ab diesem Zeitpunkt war ich um eine Erkenntnis reifer, nämlich dass nicht nur Frauen theatralische Orgasmen spielen können, jedoch auch um einige Hundert Euro ärmer, denn mein Honorar habe ich ihr zurückgeschickt – als ich das Gefühl hatte, dass ich genügend Kilometer von ihr und Tabita entfernt war.

MEINE ERSTE BEICHTE

Nachdem ich schon ein paar Jahre als Samenspender aktiv gewesen war, ging ich eine Beziehung ein. Sie hieß Andrea und war gerade erst achtzehn Jahre alt. Andrea wohnte bei ihren Eltern und ging noch zur Schule. Ich hatte schon meine eigene Wohnung und studierte bereits. Wir sahen uns fast täglich und ließen unsere Beziehung sich in aller Ruhe entwickeln – wir waren beide noch jung und genossen die Zeit.

An einem Wochenende wollte Andrea mit ihrer Freundin auf ein Reitturnier und erst am Montag zurückkommen. Ich hatte also vier Tage für mich und beschloss, am Montag eine Spermaprobe zum Urologen zu bringen, um ein Spermiogramm erstellen zu lassen. Dabei wird unter anderem untersucht, wie beweglich die einzelnen Samenzellen sind, welche Form sie haben und wie viele produziert werden. Dazu ist es wichtig, sich mindestens drei Tage in Enthaltsamkeit zu üben, damit die Probe aussagekräftig genug ist.

Am Montagmorgen stand ich auf, duschte, suchte mir das Becherchen vom Urologen, versank in meinen erotischen Träumen und onanierte vor mich hin. Plötzlich ging die Schlafzimmertür auf und Andrea stand vor mir. Als sie sah, womit ich gerade beschäftigt war, entgleisten ihr die Gesichtszüge. Sie war völlig fassungslos. Ich zog sie an der Hand neben mich aufs Bett, meine Erregung war mit Lichtgeschwindigkeit verschwunden. Ich wollte auf gar keinen Fall, dass sie sich ungeliebt fühlte oder den Eindruck hatte, dass sie mich nicht zufriedenstellen konnte. Aber ich war mir auch nicht sicher, wo und wie ich anfangen sollte, also holte ich weit aus: »Weißt du, es gibt zwei Formen der Sexualität … die eine lebt man mit seinem Partner aus, die andere ist die Selbstbefriedigung. Man gibt sich erotischen Fantasien hin, die man im realen Leben vielleicht niemals ausleben würde. Selbstbefriedigung ist kein Ausdruck sexueller Unzufriedenheit, sondern der Beweis sexueller Ausgeglichenheit und Toleranz.« (Anmerkung an alle Frauen, die denken, ihr Mann täte das nicht: Glauben Sie mir, Sie täuschen sich. 99% der Männer masturbieren auch in intakten Beziehungen, aber nicht mal 5 Prozent würden es zugeben. Unter den erwachsenen Frauen ist dieser Prozentsatz übrigens etwas geringer. Ob es daran liegt, dass Männer einen stärker ausgeprägten Sexualtrieb haben, oder daran, dass Frauen und Mädchen dazu erzogen werden, sich ihre Bedürfnisse zu »verkneifen«, ist unklar.)

Ich fragte Andrea, ob sie sich denn nie selbst befriedige.

»Ja, doch, schon ...«, gestand sie verschämt. Minuten später hauchte sie mir ins Ohr: »Ich bin scharf auf dich!« Wir ließen unserer Leidenschaft freien Lauf und trieben es auf jedem verfügbaren Möbelstück in meiner kleinen Zwei-Zimmer-Wohnung.

Als wir langsam wieder zu Sinnen kamen, wollte Andrea wissen, wofür der Becher an meinem Bett sei. Ich sagte ihr, dass ich ein Spermiogramm erstellen lassen wollte, um zu sehen, wie fruchtbar ich sei.

»Ich will noch kein Kind, ich bin schließlich erst achtzehn, das hat doch Zeit!«, sagte Andrea erschrocken.

Ich seufzte. »Andrea, ich muss dir da noch was erzählen ... «, und so berichtete ich ihr über meinen Nebenjob als Samenspender.

Kaum hatte ich meine Beichte beendet, erfuhr ich, wie viel Kraft eine so kleine, zierliche Frau entwickeln kann. Andrea knallte mir eine, dass es in der kleinen Wohnung hallte. Meine erste Ohrfeige von einer Frau. Anschließend packte sie wortlos und wütend ihre Sachen und ging. Ein paar Stunden später fuhr ich zu ihr, um mit ihr zu reden. Sie ließ mich zwar ins Haus, aber ihre Einstellung war klar und unmissverständlich: Niemals! Sie könne nicht mit jemandem eine Familie gründen, der Kinder in ganz Deutschland verteilt habe. Ob dabei Sex im Spiel war oder nicht, interessierte sie in diesem Moment nicht. Die Beziehung war beendet, und es folgten Monate des Hasses.

Jahre später traf ich Andrea zufällig beim Einkaufen, sie lächelte mich an und so ging ich auf sie zu. Etwas verlegen fingen wir ein Gespräch an. Ob meine Backe inzwischen abgeheilt sei, fragte sie im Scherz. Wir lachten beide. Ich war längst in einer neuen Beziehung, und sie erzählte mir, dass sie die Seiten gewechselt habe und jetzt mit einer vierzehn Jahre älteren Frau zusammenlebe.

Ohne nachzudenken sagte ich: »Andrea, wenn ihr Hilfe braucht …«, weiter kam ich nicht. Sie führte den Satz weiter aus und sagte: » … dann suche ich mir einen Spender, aber ganz sicher nicht dich!« Wir lachten beide, verabschiedeten uns und gingen unserer Wege. Als ich vor ein paar Jahren ihre Mutter traf, erzählte sie mir, dass Andrea inzwischen mit einer Frau verheiratet sei und einen süßen Sohn zur Welt gebracht habe.

SPERMA-JUNKIE

Zwischen dem Erstkontakt mit Barbara bis zu ihrer Entscheidung, mit mir als Spender das »Projekt Baby« zu starten, verging fast ein Jahr. Barbara war eine typische Karrierefrau und hatte so ziemlich alles in ihrem Leben erreicht. Als erfolgreiche Juristin leitete sie die Rechtsabteilung eines großen Unternehmens. Mehrere tausend Mitarbeiter waren ihr unterstellt. Nur ihre Partnerschaften gingen alle schief. Die längste ihrer Beziehungen hatte über zehn Jahre gedauert, und obwohl sie mit diesem Mann öfter über Kinder gesprochen hatte, hatte er die Familiengründung immer hinausgezögert. Sie hatte ihn natürlich nicht drängen oder ihn gar vor vollendete Tatsachen stellen wollen, dazu war sie viel zu ehrlich und korrekt. Die Beziehung ging schließlich in die Brüche, und sie entschloss sich, alleine durchs

Leben zu gehen. Doch ihr Kinderwunsch wurde immer stärker. Ein One-Night-Stand, um schwanger zu werden, kam für sie nie infrage. Im Alter von 45 Jahren machte sie sich in den Weiten des Internets auf die Suche nach einem Samenspender – und fand mich.

Wir vereinbarten, dass ich ihr das Sperma über einen international tätigen Kurierdienst zuschicken sollte, und hatten nur per E-Mail Kontakt. Durch meine mittlerweile guten Verbindungen zu verschiedenen Frauen- und Fachärzten in diversen Kliniken hatte ich einige Transportbehälter ansammeln können, in denen man mittels eines Kammersystems mit Trockeneis dafür sorgen konnte, dass das Ejakulat von der Herstellung bis zur Lieferung an die Empfängerin immer frisch und gesund, weil gekühlt, blieb. Wichtig war dabei vor allem, dass ich das Ejakulat in den dafür vorgesehenen Behälter produzierte, ohne dass Staub oder sonstige Verunreinigungen mit hineinkamen. Daher masturbierte ich für Barbara immer in meinem Badezimmer, weil ich das penibel mit einem speziellen Hygienereiniger aus dem medizinischen Bereich sauber hielt. Danach ging alles ähnlich schnell wie bei internationalen Lebensmittelzulieferern, die erntefrisches Obst binnen eines halben Tages einmal halb um den Globus verschickten, damit es frisch in den Auslagen des Supermarktes auf der anderen Straßenseite landete.

Zyklus für Zyklus versuchten wir es immer wieder aufs Neue. Barbara wurde und wurde nicht schwanger, aber sie beschwerte sich nie. Ihr war klar, dass die Chance auf Erfolg im Promillebereich lag, schließlich wurde sie nicht jünger. Nach fast zwei Jahren schlug ich ihr vor, sie an eine Kopenhagener Klinik zu einer IVF zu vermitteln. Barbara lehnte ab, zu groß war ihre Scham. Also machten wir weiter wie bisher: Sie bestellte, zahlte, und ich lieferte ihr meine in Trockeneis kryokonservierten Spermien per Kurier.

Monate später ging ich meine Unterlagen, die die Anlieferungen an die einzelnen Empfängerinnen dokumentierten, durch und bemerkte, dass Barbaras Lieferungen immer auf einen Samstag fielen – und das schon eine ganze Weile! Keine Frau der Welt bekommt so regelmäßig ihren Zyklus. Irgendetwas stimmte da ganz und gar nicht.

Ich schrieb Barbara an und erzählte ihr von meiner Beobachtung. Sie antwortete erst Tage später, was ungewöhnlich für sie war. Noch ungewöhnlicher war der Inhalt ihrer E-Mail. Ich solle nichts Falsches von ihr denken, und sie hoffe, weitere Lieferungen zu bekommen. Ihr Zyklus habe sich schon vor Monaten verabschiedet, ihr Traum von einem eigenen Kind sei begraben, und auch wenn es hart sei, habe sie sich damit abgefunden. Sie habe sich aber so sehr an die monatlichen Lieferungen gewöhnt und verbinde die Insemination jedes Mal mit einem »romantischen Abend alleine«. Wenn die Lieferung am Samstagabend kam, zelebrierte sie ihre sexuelle Lust, egal, ob sie dadurch nun schwanger wurde oder nicht. Sie hatte eine Art Ritual daraus gemacht und erklärte, allein der Gedanke an diese Spermasendungen lasse ihre Vorfreude ins Unermessliche steigen.

Amüsiert, aber keineswegs abgestoßen, schlug ich ihr vor, dass sie einen besseren Preis bekommen könne, wenn ich das Trockeneis wegließe, da es ja eigentlich keine Rolle spiele, ob die Schwimmerchen lebten oder nicht. Aber Barbara wollte alles so geliefert haben wie immer, denn das Trockeneis verwende sie immer für ihre Cocktails, die der Einstieg in den samstäglichen erotischen Abend seien. Also machten wir weiter wie bisher: Barbara hatte ihren Spaß, und ich ein regelmäßiges Einkommen.

Einige Zeit nach ihrer Beichte hatte ich bei einer Reise ein paar Stunden Aufenthalt in Barbaras Stadt. Ich fragte sie, ob sie Lust auf einen Kaffee habe. Sie stimmte zu und traf mich am Bahnhof. Ich hatte Barbara noch nie gesehen, aber ich hatte sie mir natürlich vorgestellt. In meiner Fantasie war sie groß, sehr schwer und sicher keine Schönheit. Und sie hatte bisher ja auch nur ein kleines Foto von mir im Internet gesehen. Was, wenn sie mich sexuell so uninteressant fände, dass ihre Fantasie keine weiteren Lieferungen zuließe?

Vielleicht war dieses Treffen kaufmännisch gesehen ein riesiger Fehler.

Wir hatten uns in einem Café verabredet, und als ich ankam, traute ich meinen Augen nicht. Barbara sah nicht nur mindestens zehn Jahre jünger aus, sondern war auch noch eine wunderschöne, gepflegte, attraktive, sportliche Frau. Ich hatte mich sowas von getäuscht! Wir unterhielten uns ausgezeichnet und tranken Kaffee. Zwei Stunden später reiste ich weiter, mit vielen neuen Erfahrungen im Gepäck. Sperma schicke ich Barbara bis heute.

TERRORWARNUNG IM ICE

An einem heißen Augusttag saß ich im ICE auf dem Weg von einer Empfängerin aus Linz zurück nach Hamburg, als mich ein Anruf von Nicole aus Dortmund erreichte. Ich begleitete sie bereits seit einigen Monaten, aber jetzt hatte sie ihren Zyklus vergessen und wollte, dass ich heute noch zu ihr käme. Als ich antwortete, dass ich gerade unterwegs sei und das zeitlich nicht schaffen würde, fing sie förmlich an zu betteln. Ich versprach ihr, dass ich mir etwas überlegen würde, und bat sie, mich später noch einmal anzurufen.

Der Zug, in dem ich mich befand, fuhr bis Dortmund. Ich musste in Nürnberg umsteigen, um nach Hamburg zu kommen. Da ich gerade von einer Übergabe kam, hatte ich eine Versandbox aus Styropor bei mir, in der ich auch einige Inseminationsspritzen gelagert hatte, damit der Temperaturunterschied zwischen Sperma und Spritze nicht zu groß war. Als Nicole mich gefühlt nur Minuten später wieder anrief, sagte ich ihr, dass ich zwar nicht selbst kommen, sie aber am Dortmunder Hauptbahnhof eine Lieferung abholen könne. Ich warnte sie aber auch vor, dass die Erfolgschance gegen null tendierte, schließlich konnte ich mittlerweile aus Erfahrung sagen, dass die Empfängerin für eine positive Annahme des Ejakulats unbedingt Ruhe und Entspannung benötigte, was in diesem Fall sicherlich nicht gegeben war. Nicole war dennoch überglücklich und willigte ein.

Sogleich machte ich mich auf den Weg zur ICE-Toilette und organisierte, was mir aufgrund der Umstände nicht gerade leichtfiel. Das versprochene Ejakulat füllte ich in eine Spritze und verpackte es in der Box. Damit ging ich anschließend durch den Zug und fragte jeden meiner Mitreisenden, ob er nach Dortmund fahre und ein Päckchen mitnehmen könne, da ich ja in Nürnberg umsteigen müsse. Aber ich fand niemanden. Jeder schaute mich nur so doof an. Erst im Erste-Klasse-Abteil hatte ich Erfolg. Eine alte Dame, die sich als Roswitha vorstellte, würde mir diesen Gefallen gerne tun, wollte aber wissen, was sie denn da mitnehmen würde. In meiner Verzweiflung log ich ihr vor, dass es Sperma von Aquarienfischen sei, das ein Züchter dringend benötige. Ich bot der Dame fünfzig Euro und meinen Personalausweis als Sicherheit an, damit sie annahm. Den Ausweis würde sie mir in den kommenden Tagen per Post zurückschicken. Sie ließ sich darauf ein. Ich händigte ihr die Styroporbox aus, die sie auf dem Boden unter ihrem Sitz abstellte. Dann kehrte ich an meinen Platz zurück, rief Nicole an, nannte ihr Zug- und Wagennummer und war guter Dinge, dass alles glatt laufen würde.

Planmäßig stieg ich am Nürnberger Hauptbahnhof um und fuhr Richtung Hamburg weiter. Einige Zeit später rief Nicole an und sagte, dass sie am Bahnsteig in Dortmund warte, aber kein ICE komme. Ob etwas passiert sei? Ich verneinte und riet ihr, die Auskunft der Deutschen Bahn anzurufen und sich dort zu erkundigen, schließlich fuhr ich in die ganz andere Richtung. Kurz darauf rief Nicole schon wieder an und meinte, dass der Zug 120 Minuten Verspätung habe. Wir schimpften ein bisschen über die Deutsche Bahn, waren aber beruhigt. Im Stillen hoffte ich, dass damit Nicoles Anrufe endlich aufhören würden, denn inzwischen ging mir der Telefonterror doch auf die Nerven.

Schon klingelte das Handy wieder – noch einmal Nicole! Gerade habe es eine Durchsage gegeben, dass man den Zug aufgrund einer Sicherheitsüberprüfung evakuieren hatte müssen. Schlagartig ging mein Puls hoch. Hatte das etwas mit mir zu tun? Was war los?

Mir schwante Böses. Ich riet Nicole, sich unverzüglich vom Acker zu machen, und rief danach sofort meine Frau an, der ich alles erzählte – zur Vorwarnung, denn ich vermutete, dass die ganze Sache etwas mit mir und meinem Paket zu tun hatte und sicher gleich die Polizei vor unserer Haustür stehen würde. Roswitha hatte schließlich meinen Personalausweis, und wenn das Paket wirklich die Ursache für die Sicherheitskontrolle sein sollte, würde sie den Ausweis sicherlich der Polizei übergeben. Mit ungutem Gefühl fuhr ich nach Hause.

Doch weder erwartete mich eine Anti-Terror-Einheit am Bahnhof, noch wurde unser Haus von der Polizei gestürmt. Tatsächlich geschah … nichts. Vielleicht hatte das alles doch gar nichts mit mir zu tun gehabt? Ein paar Tage später war der Umschlag mit meinem Personalausweis im Briefkasten. Roswitha hatte außerdem einen Brief beigelegt:

Guten Tag Herr Bühler,
ich übersende Ihnen Ihren Personalausweis und danke Ihnen zugleich. Sie haben meinem Leben das spannendste Abenteuer, das eine Frau in meinem Alter erleben kann, bereitet.

Erst schmunzelnd, dann lauthals lachend las ich die ganze Geschichte. Das bei Roswitha am

Boden stehende Paket war einem Schaffner aufgefallen, der daraufhin gefragt hatte, wem es gehöre. Roswitha hatte erklärt, dass es nicht ihres sei, sondern sie ein Passagier gebeten habe, es bis Dortmund mitzunehmen, und ihr sogar noch 50 Euro dafür bezahlt habe. Der Schaffner hatte daraufhin den Sicherheitsalarm ausgelöst, der Zug wurde auf freier Strecke angehalten und alle Fahrgäste hatten sofort aussteigen müssen. Roswitha wurde von der eilig angerückten Polizei vernommen.

»Ich habe mich gefühlt wie eine Verbrecherbraut. Natürlich habe ich das mit dem Personalausweis den Polizeibeamten bei der Vernehmung nicht gesagt, und beschrieben habe ich Sie auch nicht. Ich sagte, dass ich meine Brille nicht getragen hätte, als ich mit Ihnen gesprochen habe, daher könne ich Ihr Aussehen nicht genau beschreiben. Ihre Stimme sei aber angenehm gewesen.«

Ich schrieb Roswitha zurück und bedankte mich von Herzen mit einer Flasche dänischem Aquavit. So entstand eine Brieffreundschaft, und wenn ich in Dortmund bin und Zeit habe, besuche ich Roswitha im Altersheim. Dann trinken wir einen Schnaps zusammen und unterhalten uns. Wenn die alte Dame mich den Flur hinunterkommen sieht, ruft sie jedes Mal laut: »Mein Samenspender kommt!« Pflegerinnen und Mitbewohner lachen dann jedes Mal, obwohl ich mir sicher bin, dass Roswitha die Geschichte jedem Anwesenden mindestens schon fünfmal erzählt hat.

Bei meinem ersten Besuch hatte ich Roswitha natürlich gebeichtet, was wirklich in dem Paket gewesen war. In ihrer wunderbar trockenen rheinischen Art hatte sie nur gelacht: »Sachen gibt's! Das kommt sicher aus dem Internet.«

Anmerkung:

Liebe Deutsche Bahn,
mein Anwalt sagte mir, dass diese Geschichte zivil- und strafrechtlich inzwischen verjährt sei. Ich möchte mich aber für den ganzen Aufwand entschuldigen. Ich hoffe sehr, die letzten Preiserhöhungen hatten nichts mit den bei diesem Vorfall entstandenen Kosten zu tun …

FREUNDSCHAFTSDIENST

Ich habe über die Jahre immer versucht, meine Nebentätigkeit bei Freunden, Bekannten und Verwandten nicht an die große Glocke zu hängen. Alles, was mit meinen Kundinnen zu tun hatte, hielt ich strikt getrennt von meinem Privatleben. Und dennoch hatte durchaus auch das Bedürfnis, einfach mal darüber zu reden. Auch ein Psychiater muss ab und zu auf die Couch, um sich bei einem Kollegen den Stress wegzureden. Ähnlich war es bei mir. Zwar bereitete mir meine Tätigkeit keinen Stress, dennoch gab es so viele Eindrücke, so viele Erfahrungen, die ich jedes Mal in mich aufnahm, wenn ich Kontakt zu neuen Kundinnen hatte, dass ich jemanden brauchte, zu dem ich Vertrauen hatte und bei dem ich mich aussprechen konnte.

George war so jemand, zu dem ich ein großes Vertrauen hegte. Er war ebenso alt wie ich,

Schwarzafrikaner und mit mir schon über zwanzig Jahre eng befreundet. Seine Eltern waren, als er gerade drei war, nach Deutschland gekommen und in unserer Nachbarschaft gelandet. Georges Vater war ein begnadeter Automechaniker und hatte es geschafft, eine kleine, aber gut florierende Werkstatt in unserer Stadt zu eröffnen. George und ich waren gemeinsam zur Schule gegangen, hatten viel miteinander erlebt und einmal sogar dieselbe Freundin gehabt. Geheimnisse hatten wir höchstens miteinander, aber nicht vor dem anderen. So lag es nahe, mich ihm anzuvertrauen.

George wusste also schon sehr frühzeitig von meiner ungewöhnlichen Nebentätigkeit. Er konnte nicht nachvollziehen, warum Frauen überhaupt die Dienstleistung eines Samenspenders in Anspruch nahmen. Seine Erziehung ließ das einfach nicht zu. Obwohl seine Eltern modern und offen waren, gab es gewisse religiöse Punkte, die es ihnen untersagten, sich allzu frei über die Natur hinwegzusetzen. Bekam eine Frau kein Kind, aus welchen Gründen auch immer, dann war das halt so vorherbestimmt. Punkt. Diese Ansicht hatte George von ihnen übernommen. Dennoch hätte er sich nie angemaßt, über mich zu urteilen oder meine Entscheidungen infrage zu stellen. Ich konnte also trotz seiner Vorbehalte offen mit ihm über alles reden, ohne befürchten zu müssen, dass unsere Freundschaft darunter leiden würde oder dass er etwas von dem, was ich erzählte, weitertratschen würde.

Allerdings hatte George auch immer wieder ungewöhnliche, spleenige Ideen, und es machte ihm einen Heidenspaß, mir Streiche zu spielen. Einer dieser Streiche gelang ihm zwar hervorragend, führte aber zu unvorhergesehenen Komplikationen.

Eines Abends saßen wir in meinem Arbeitszimmer zusammen. Während wir ein Fläschchen Wein leerten, schaute ich die Nachrichteneingänge der Internetportale durch, in denen ich meine Anzeigen geschaltet hatte. Eine fiel mir ins Auge. Ich öffnete die Nachricht einer mir bis dahin unbekannten Dame mit dem Namen Abiola. Folgendes schrieb sie mir:

Werter Unbekannter,
ich habe Ihre Anzeige mit großem Interesse gelesen und würde gerne Ihre Dienste in Anspruch nehmen. Ich bin 32 Jahre alt und wohne in Nürnberg.
Wie Sie möglicherweise an meinem Vornamen erkennen können, bin ich gebürtig nicht aus Deutschland, ja nicht einmal aus Europa. Ich bin Afrikanerin und sehne mich nach einem eigenen Kind.
Wenn ich es Ihrer Annonce richtig entnom-

men habe, spenden Sie Ihren Samen auf verschiedenen Wegen, die fernab von geschlechtlichem Verkehr liegen. Dies wäre mir sehr recht, da ich noch nie im Leben sexuellen Verkehr hatte. Ich möchte gerne ein Kind völlig unabhängig von einem Mann bekommen, von daher würde mir ein Spender wie Sie ausdrücklich zusagen. Allerdings geht aus Ihrer Anzeige nicht hervor, ob Sie weiß oder farbig sind. Verstehen Sie mich bitte nicht falsch, doch möchte ich aus kulturellen Gründen nur den Samen eines farbigen Mannes in mich lassen.
Sollten Sie diese Anforderung erfüllen und Interesse an einem Auftrag haben, bitte ich Sie, sich bei mir zu melden, damit wir alles Weitere besprechen können. Was das Finanzielle angeht, so brauchen Sie sich keine Sorgen zu machen, bei mir ist alles geregelt.
Ich danke Ihnen für die Zeit, die Sie sich nehmen.

Abiola

»Schade«, sagte ich zu George, der neben mir saß und die Nachricht mit großem Interesse gelesen hatte. »Die Frau schreibt sehr nett, sie scheint nett und gebildet zu sein. Wirklich schade, dass ich nicht in ihr Profil passe.«

In diesem Augenblick rief meine Schwester an, die ein bisschen plaudern und wissen wollte, wie es mir ging und was es Neues gebe. Ich deutete George an, dass es wohl einen Moment dauern würde, und verzog mich ins Nebenzimmer. Etwa zwanzig Minuten später kam ich zurück und freute mich auf einen entspannten Abend mit meinem Freund.

Der saß mittlerweile auf der kleinen Couch im Arbeitszimmer und schaute übertrieben unbeteiligt ins die Gegend.

»Ist alles in Ordnung?«, fragte ich ihn.

Er sah mich beinahe gleichgültig an und meinte: »Aber natürlich. Was soll denn schon sein?«

Ich wusste genau, dass er etwas ausgefressen hatte. Nur was? Ich blickte mich misstrauisch im ganzen Zimmer um. Schließlich blieb mein Blick an meinem Computer hängen. Der Bildschirm sah anders aus als vor dem Telefonat mit meiner Schwester. Die offene Mail war weg. Ich warf George einen bösen Blick zu, setzte mich an meinen Rechner und checkte den Postausgang. Tatsächlich – an Abiola gab es eine in meinem Namen gesendete E-Mail:

Liebe Abiola,
vielen Dank für Ihre freundliche Nachricht. Ich kann Ihren Kinderwunsch sehr gut nachvollziehen und bin gerne bereit, Ihnen dabei behilflich zu sein.

Ich bin 29 Jahre alt und komme aus Ghana. Den Unsicherheitsfaktor mit der Hautfarbe hätten wir also aus dem Weg geräumt.
Gerne können wir via Mail oder auch am Telefon die weiteren Einzelheiten besprechen.

Herzliche Grüße
M

Ich schaute zu George, der sich vor Lachen kaum halten konnte.

»Sag mal«, fuhr ich ihn an, »spinnst du jetzt komplett? Wie kannst du denn so was machen?«

Er wischte sich ein paar Lachtränen aus den Augen. »Nun stell dich nicht so an!«, japste er. »Verstehst du keinen Spaß mehr?«

»Was ist daran ein Spaß? Wie soll ich das denn machen?«

»Zieh dich doch einfach aus der Affäre, wenn sie sich meldet. Sag, du seist unheilbar krank oder plötzlich impotent geworden ...«, schlug er vor.

Ich sah ihn vollkommen entgeistert an. »Sag mal, weißt du überhaupt, was das bedeuten würde? So etwas spricht sich herum! In irgendwelchen Foren taucht dann mein Name auf, und ich kann den Job vergessen!«

»Bislang hat sich ja noch nicht einmal herumgesprochen, dass du ein Weißer bist. Also, was soll's?«

Kopfschüttelnd drehte ich mich wieder zum Monitor um. Soviel Borniertheit hätte ich ihm, meinem langjährigen Freund, nicht zugetraut.

In diesem Moment erklang ein leises »Pling« aus dem PC-Lautsprecher. Ich hatte eine weitere Mail erhalten. Abiola saß wohl ebenfalls vor ihrem Rechner. Ich öffnete die Nachricht und las Folgendes:

Lieber M,
herzlichen Dank für Ihre rasche und freundliche Antwort. Ja, ich möchte gerne Ihre Dienste in Anspruch nehmen.
Um vorweg noch einmal auf das Finanzielle zu sprechen zu kommen: Ich komme aus gutem Hause und verfüge über eine größere Summe Geld. Ich bin bereit, Ihnen als Aufwandsentschädigung einen fixen Betrag von 10 000 Euro zu zahlen. Davon die Hälfte nach Unterzeichnung eines Vertrages, in dem wir festlegen, dass Sie keinerlei Rechte an dem gemeinsamen Kind haben werden und mit Zahlung dieser Summe alle Forderung Ihrerseits an mich abgegolten sind. Entstehen weitere Kosten (Kurierdienst für die Lieferung o.ä.), trage ich diese selbstverständlich zusätzlich.
Ein persönliches Treffen im Vorfeld lehne ich kategorisch ab. Auch im Nachhinein möchte

ich keine weiteren Kontakte mit Ihnen, sondern werde Ihnen lediglich per Mail mitteilen, ob es mit der Befruchtung funktioniert hat. Sollte dies der Fall sein, ist die Angelegenheit für mich erledigt. Wenn nicht, senden Sie mir weitere Lieferungen, bis es geklappt hat.
Sollten Sie mit diesen Bedingungen einverstanden sein, lassen Sie es mich bitte umgehend wissen.

Ich freue mich auf Ihre Nachricht!
Abiola

P.S.: Bitte schicken Sie mir ein Ganzkörperbild von Ihnen!
Danke

Ich las die Nachricht wieder und wieder. Zehntausend Euro! Was für eine unglaubliche Summe! Das übertraf alles, was ich bislang bekommen hatte. Aber wie sollte ich das machen? Dank meines Freundes George dachte Abiola, dass ich ein Farbiger sei … Stopp!

Ich drehte mich zu George um, dem schon aufgefallen war, dass ich ein wenig blass um die Nase herum geworden war. Nun war es an mir zu lachen. Diese Chance wollte ich mir nicht entgehen lassen, das Geld konnte ich gut gebrauchen.

»Zieh dich aus!«, befahl ich ihm in harschem Ton.

Er schaute mich an, als hätte er mich nicht richtig verstanden. »Was?«, fragte er unsicher.

»Zieh dich aus!«, wiederholte ich. »Komplett, bis auf die Unterhose!«

»Ist alles in Ordnung mit dir?«, fragte er und rutschte auf der Couch ein Stück nach hinten.

»Mir geht es hervorragend!«, antwortete ich. »Du hast mich in diesen Schlamassel reingebracht, nun holst du mich auch wieder raus!«

»Ähm …«, stammelte er unbeholfen, »was genau meinst du?«

»Du weißt genau, was ich meine. Abiola denkt, ich sei ein Farbiger, und das werde ich jetzt auch sein. Sie will ein Bild von mir. Los, mach schon, ich hole meine Kamera und dann machen wir ein Bild von dir, hier auf der Couch.«

Ich stand auf und ging zum Schrank, in dem meine Digitalkamera lag.

»Vergiss es!«, wehrte er ab. »Nein, nein. Auf gar keinen Fall. Ich schicke doch keine Aktbilder von mir an wildfremde, männermordende Frauen!«

»Erstens ist sie nicht männermordend, sondern will ein Kind. Zweitens hast du mit dem Quatsch angefangen und jetzt müssen wir das gemeinsam ausbaden. Und drittens musst nicht du das Bild schicken. Das mache ich dann«, gab ich zurück.

»Nein!«, widersprach er erneut. »Mir egal. Mach doch mit der, was du willst! Aber ein Bild von mir gibt es nicht einfach so!«

»Wären Dir Eintausend Euro genug für ein Bild?«, fragte ich ruhig.

Er zögerte. »Tausend Euro? Für ein Bild? Wieso …?«

»Weil ich Geld für die Lieferung bekomme. Und ich kann nur liefern, wenn ich ein Bild eines Schwarzen schicke. Also?« Ich sah ihn herausfordernd an.

»Für ein einziges Bild tausend Euro … na, gut!« Er begann, sein Hemd aufzuknöpfen.

»Plus die Lieferung!«, legte ich nach. Er knöpfte das Hemd wieder zu.

»Was? Lieferung? Du willst doch nicht, dass ich … also, dass ich … hier bei dir? Nein, vergiss es! Um kein Geld der Welt!«, sagte er entsetzt. Doch in seinen Augen sah ich, dass er darüber nachdachte mitzuspielen.

»George, um eins mal vorweg zu klären: Bist du gesund?«

»Wie meinst du das jetzt?«, gab er verwundert zurück.

»Na, ganz einfach: Bist du dir zu einhundert Prozent sicher, dass du keine Krankheiten hast, die du auf die Frau oder das Kind übertragen könntest?«

»Ja, was glaubst du denn …«, wollte George meine Frage zunächst abtun. Doch dann spürte er, dass mir die Sache ernst war. »Ja, ich war erst vor ein paar Wochen Blutspenden. Die hätten mich doch informiert, wenn irgendwas mit mir nicht stimmen würde, oder?«

»Ja, genau. Dann können wir ihr ja ohne Bedenken dein Sperma schicken.«

»Du meinst das wirklich ernst, nicht wahr?«, George schien sich langsam darüber bewusst zu werden, in welche Situation er sich hineinmanövriert hatte. »Für eintausend Euro soll ich dieser wildfremden Frau meine Gene geben?«

»Wenn du es so sehen willst, ja. Aber du kannst es auch so betrachten, dass du einer netten Frau dabei hilfst, sich ihren sehnlichsten Wunsch zu erfüllen.«

»Hm…«, murmelte er. Dieses Argument schien ihn nicht kalt zu lassen.

»Gut, zweitausend Euro«, sagte ich schnell und konnte sehen, wie es in seinem Kopf arbeitete.

»Dreitausend! Wenn schon, dann richtig!«, nun hatte George, so wie es aussah, Gefallen an der Sache gefunden.

»Zweitausendfünfhundert!«, handelte ich ihn runter. »Mehr geht nun wirklich nicht, sonst lohnt es sich nicht für mich. Wenn du mehr verdienen willst, dann erstell dir einen eigenen Account.«

Er sah mich an und zeigte mir einen Vogel. »Du spinnst wohl! Was meinst du, was passiert, wenn meine Frau das herausfindet?« Einen Moment zögerte er noch. »Also gut, Zweitausendfünfhundert. Aber beim Liefern bin ich alleine!«

Ich lachte. »Passt. Sagen wir mal, bei der Herstellung bist du alleine. Die Lieferung muss ich schon übernehmen. Ich erkläre dir dann, was du zu machen hast.«

»Das brauchst du mir nun wirklich nicht zu erklären!«, erboste George sich. »Meinst du, ich bin blöd?«

»So war das nicht gemeint«, beschwichtigte ich ihn.

»Also gut«, sagte er dann. »Deal!«

Ich rieb mir im Geiste die Hände. Siebentausendfünfhundert Euro für drei oder vier E-Mails und den Versand von ein oder zwei Dosen Sperma war ein extrem gutes Geschäft.

George zog sich bis auf die Unterhose aus und posierte mehr oder weniger sexy auf meiner Couch. Ich machte ein paar nette Bilder von ihm und überspielte sie auf meinen PC. Während er sich wieder ankleidete, suchten wir gemeinsam eine gute Aufnahme heraus. Dann beantwortete ich Abiolas Nachricht:

Liebe Abiola,
gerne nehme ich den Auftrag zu Ihren Konditionen an. Im Anhang finden Sie ein aktuelles Bild von mir, damit Sie wissen, mit wem Sie es zu tun haben.
Bitte schicken Sie mir den Vertrag zu, damit ich ihn gegenzeichnen und Ihnen zurücksen-

den kann. Ich kann das gerne per Mail machen, so können wir uns den Postweg sparen und sind auch zeitlich etwas flexibler. Bitte nennen Sie mir außerdem noch eine Lieferadresse für die Ware und einen Zeitpunkt, zu dem Sie sie erhalten möchten.

Den vereinbarten Betrag bitte ich Sie auf das folgende Konto zu überweisen:
KTO: XXXXXXXXXX
BLZ: XXXXXXXXX

Ich bedanke mich herzlichst für Ihr Vertrauen und hoffe, dass Ihnen mit meiner Hilfe Ihr sehnlichster Wunsch erfüllt wird.

Viele Grüße
M

Schon nach einer Stunde bekam ich Antwort:

Lieber M,
vielen Dank für das nette Bild von Ihnen. Sie gefallen mir sehr und ich bin froh, dass ich Sie im Portal gefunden habe.
Ich habe soeben die erste Hälfte Ihres Honorars angewiesen. Vertrauen gegen Vertrauen. Gleichwohl finden Sie im Anhang den vorbereiteten Vertrag. Die Lieferanschrift für Ihre

Ware entnehmen Sie bitte demselben.
Tragen Sie nur noch Ihre Daten ein und senden Sie ihn mir bitte unterschrieben zurück, gerne auch per Mail, so wie Sie es vorgeschlagen haben.

Ich freue mich auf Ihre Nachricht und kann es kaum erwarten, Ihre Lieferung in den Händen zu halten.
Ihre Abiola

Ich mochte meinen Augen kaum trauen. Sie hatte bereits die Hälfte angewiesen? Ich musste einen wirklich vertrauenserweckenden Eindruck machen. Oder, besser gesagt, George. Wie auch immer, ich druckte den Vertrag aus, unterschrieb und scannte ihn ein, um ihn dann mit einer kurzen Mail an Abiola zurückzuschicken.

Die nächsten vier Tage hörte ich nichts von ihr, zumindest nicht per Mail. Dafür hatte ich am dritten Tag bereits das von ihr avisierte Geld auf dem Konto. 5000 Euro, ohne wirklich gearbeitet zu haben! Ich schüttelte zum wiederholten Male den Kopf. Wie wertvoll müssen Träume doch für einen Menschen sein, wenn er bereit ist, so viel Geld dafür auszugeben.

Ich holte Georges Teil des Geldes von der Bank und verabredete mich mit ihm bei mir zu Hause, um es ihm zu geben. Als er die Scheine in den Händen hielt, quollen seine Augen fast über. Er konnte immer noch nicht fassen, dass es kein übler Scherz gewesen sein sollte, auch wenn er mit einem solchen die Geschichte ins Rollen gebracht hatte.

»Unfassbar!«, meinte er, als wir bei einem Kaffee im Arbeitszimmer saßen. »So viel Geld, nur für … für …«

»Für Arbeit, George«, kam ich ihm entgegen. »Es ist eine Arbeit, die eben besonders gut bezahlt wird.«

Nebenbei stöberte ich in meinen Mails. Da sah ich, dass Abiola mir vor ungefähr zwei Stunden geschrieben hatte:

Lieber M,
ich hoffe, es geht Ihnen gut. Meine Anweisung sollte Sie mittlerweile erreicht haben. Nun komme ich auf Ihren Teil unserer Abmachung zu sprechen.
Bitte sorgen Sie dafür, dass mich Ihre Lieferung in vier Tagen erreicht. Wie ich Ihnen bei unserer Kontaktaufnahme anfangs schon erläuterte, werde ich für weitere Kosten, die dadurch entstehen, selbstverständlich aufkommen. Wichtig ist, dass wir in meinem Zeitplan bleiben, denn, wie Sie sich sicherlich denken

können, muss ich der Natur folgen und mich an gewisse Vorgaben halten.
Suchen Sie bitte einen Kurier aus, der zuverlässig ist und mit gekühlter Ware umzugehen vermag. Ich verlasse mich da voll und ganz auf Ihre Erfahrung.
Sobald die Ware bei mir ordnungsgemäß eingetroffen ist, weise ich den restlichen Betrag an.

Liebe Grüße
Abiola

»Ok, jetzt bist du gefordert!«, sagte ich zu George. »Übermorgen früh bist du um zehn bei mir. Den Kurierdienst bestelle ich für elf. Bis dahin müssen wir alles fertig haben – Abfüllung, Verpackung, Kühlung. Ich habe da schon was vorbereitet, weil ich schon ein paar Mal auf diese Art geliefert habe. Mach dir also keine Sorgen, deinem Erbmaterial wird es gutgehen!«

Er schaute mich an wie ein waidgeschossenes Reh. »Keine Sorgen? Du bist lustig. Nein, Sorgen mache ich mir tatsächlich nicht. Ich denke nur gerade daran, dass ich mich hier übermorgen hinstellen muss, um dann ... ach, das will ich mir gar nicht vorstellen!« Er schüttelte angewidert den Kopf.

Ich grinste. »Ist ja gut. Ich habe genügend anregendes Material hier, falls du es benötigst. Zeitschriften, Magazine, Filme …«

»Brauche ich nicht!«, entgegnete er. »Das kann ich auch so, frag mal meine Frau! Nein«, verbesserte er sich, »frag sie bloß nicht! Aber, was machen wir, wenn was … daneben geht? Also, wenn ich nicht genau in den Behälter treffe?«

Ich lachte. »Dann solltest du genügend Energie für einen zweiten Versuch haben.« Ich schlug ihm freundschaftlich auf die Schulter, und wir verabschiedeten uns.

Zwei Tage darauf war George pünktlich bei mir. Ich hatte alles, was wir brauchten, parat gestellt. Der Transportkarton war mit einem Kühlbehälter ausgerüstet und bereits mit den Empfängerdaten beschriftet. Für George hatte ich ein kleines Plastikdöschen im Bad vorbereitet und ihm sicherheitshalber einige einschlägige Magazine dazugelegt.

Er war sichtlich nervös, und natürlich war es ihm unangenehm. Schließlich wusste ich genauso gut wie er um den Ablauf der nächsten Minuten. Ohne viele Worte begab er sich in Badezimmer und schloss hinter sich ab. Etwa zwanzig Minuten später – ich wollte gerade klopfen, weil es mir nicht schnell genug ging – kam er wieder heraus und drückte mir das verschlossene Döschen in die Hand. »Getroffen!«

Schweißperlen standen noch auf seiner Stirn, aber ich hatte jetzt keine Zeit, ihn zu bemitleiden oder ihm in irgendeiner Form Trost zu spenden. Ich bemühte mich, möglichst ohne Zeitverlust die Lieferung in die Kühlbox zu verfrachten und das Paket gut zu verschließen.

Um kurz vor elf kam der Kurierfahrer und nahm die Lieferung entgegen. Ich bekam eine Quittung in die Hand gedrückt, und schon war er auch wieder weg.

George schaute mich an. »Das war alles?«, fragte er.

»Klar! Was soll denn sonst noch sein?«, antwortete ich verschmitzt. »Es ist nichts anderes als ein Geschäft. Wir produzieren Ware und verkaufen sie.«

Es ging ihm einfach nicht in den Kopf, dass man dermaßen viel Geld mit so wenig Aufwand verdienen konnte. Über seine Zeit bei mir im Badezimmer wollte er dennoch nicht weiter reden, sondern bat mich, ihn nie wieder darauf anzusprechen. Das Versprechen gab ich ihm unter der Voraussetzung, dass Abiola gleich beim ersten Mal Erfolg haben würde.

Am nächsten Tag bekam ich, wie erwartet, eine Empfangsbestätigung von ihr per Mail. Sie bedankte sich für die rasche und zuverlässige Lieferung. Noch einmal vier Tage darauf hatte ich den Rest des Geldes auf meinem Konto. Ich schmunzelte. So konnte es weitergehen! Doch obgleich sie mir anbot, mich – also genaugenommen George

– weiterzuempfehlen, wenn sie mal etwas Diesbezügliches von Freundinnen hören würde, konnte ich meinen Freund nicht davon überzeugen, gemeinsam mit mir eine dauerhafte Einnahmequelle daraus zu generieren.

»Das war das erste und das einzige Mal, dass ich bei so etwas mitgemacht habe!«, betonte er mehrfach. Selbst das Geld konnte ihn nicht locken. »Ich kann meiner Frau sonst nicht mehr in die Augen sehen«, argumentierte er. Was sollte ich da machen? Ich ließ ihn mit weiteren Angeboten in Ruhe und ging, wie bisher auch, alleine meinem Geschäft nach.

Etwa sechs Wochen darauf bekam ich eine Mail von Abiola, in der sie mir hocherfreut mitteilte, dass sie auf dem besten Wege war, Mutter zu werden. Gleichzeitig erwähnte sie, dass sie, wie anfangs besprochen, von nun an keinen weiteren Kontakt wünschte. Dennoch schickte sie die besten Grüße an mich, verbunden mit der Hoffnung, dass ich allzeit ein glückliches Leben führen würde. Der Fairness halber erzählte ich George davon, als wir uns das nächste Mal trafen. Danach saßen wir uns dann eine ganze Weile schweigend gegenüber. Schließlich schaute er mich an und fragte: »Werde ich jetzt Vater?«

Ich nickte und glaubte, ein paar Tränen in seinen Augen zu entdecken, die er rasch wegzuwischen versuchte. Dann stand er wortlos auf und ging nach Hause. Fast sechs Wochen lang sahen wir uns nicht, aber danach war alles wie vorher. Aber über Abiola haben wir nie mehr ein Wort verloren.

SCHUSS INS LEERE

Eine Geschichte, an die ich mich mit gemischten Gefühlen zurückerinnere, hat sich vor ungefähr fünf Jahren zugetragen. Damals bekam ich eine nette E-Mail von Dieter. Von Männern angeschrieben zu werden, ist zunächst nicht ungewöhnlich, denn oft sind es ganz normale Heteropärchen, die meine Dienste in Anspruch nehmen wollen, weil der Mann unfruchtbar ist. Dieter stellte sich als Mittvierziger in einer Führungsposition eines großen mittelständischen Unternehmens vor. Er war seit vielen Jahren mit seiner Frau Monika, Ende 30, verheiratet und leider immer noch kinderlos. Gerne würde er sich mit mir treffen, damit wir uns näher kennenlernen konnten, allerdings ohne seine Frau.

Ich wusste zuerst nicht, was ich davon halten sollte, denn dass ich mich nur mit einem Partner, noch dazu dem männlichen, treffen sollte, war nun doch recht ungewöhnlich. Da die beiden aber seiner Beschreibung nach nur etwa fünfzig Kilometer von mir entfernt wohnten, bestand kein großes finanzielles Risiko: Schlimmstenfalls würde es mich ein Zugticket und ein paar Stunden Zeit kosten. Also sagte ich zu, und wir verabredeten uns bereits für den nächsten Tag in einem kleinen Café in der Nähe des Bahnhofs.

Pünktlich wurde ich von einem gutaussehenden Mann in einem dunklen Anzug angesprochen, der sich als Dieter vorstellte. Er setzte sich zu mir und bestellte sich ein Wasser. Nachdem wir einige Belanglosigkeiten über die Gegend, seinen Beruf und die aktuellen Fußballergebnisse ausgetauscht hatten, kamen wir zum eigentlichen Grund unseres Treffens. Dieter war tatsächlich unfruchtbar. Das hatte er bei einer Untersuchung vor ungefähr einem halben Jahr durch seinen Hausarzt in Erfahrung gebracht. Der Kinderwunsch allerdings war da, sowohl bei ihm als auch bei seiner Frau.

»Und da sind Sie beide also auf mich gekommen?«, fragte ich ihn.

»Nicht direkt, eigentlich war eher ich es, der nach jemandem wie Ihnen gesucht hat«, gab er unumwunden zu.

»Aber Ihre Frau denkt ebenso wie Sie darüber? Eine Insemination muss schließlich bei der Frau vorgenommen werden …«

Er trommelte nervös mit den Fingerspitzen auf dem Tisch. »Meine Frau weiß nichts davon«, gab er schließlich zu.

»Wie?« Ich war verwirrt. »Sie weiß nichts davon?«

»Nein«, bestätigte er, »und sie weiß auch nicht, dass ich unfruchtbar bin.«

Ich guckte ihn entgeistert an. »Und was soll ich da machen? Was haben Sie sich vorgestellt?«

»Sie sind meine einzige Chance.« Dieter sah mich eindringlich an. »Meine Frau wünscht sich so sehr ein Kind. Und ich möchte ihr das Gefühl geben, dass dieses Kind von uns beiden ist.«

Ich wusste nicht, was ich sagen sollte. Schließlich fragte ich: »Aber wie soll das vonstattengehen? Irgendwie muss doch … die Übergabe erfolgen.«

Er schüttelte den Kopf. »Machen Sie sich darum keine Sorgen. Das erledige ich schon. Und Geld spielt überhaupt keine Rolle. Wie viel bekommen Sie?« Noch bevor ich antworten konnte, zückte er sein Scheckbuch und begann, einen Scheck auf meinen Namen auszustellen. Dann unterschrieb er ihn und reichte ihn mir.

»Hier«, sagte er, »der ist blanko. Wenn wir das Geschäft erledigt haben, tragen Sie die Summe ein, die Sie für angemessen halten.«

Ich hielt zweierlei Dinge: den Scheck in der Hand und das Gespräch für einen schlechten Witz.

»Können Sie morgen Abend ins Hotel Pradom hier in der Stadt kommen? 19 Uhr, in der Lounge?«

Er stand auf, schüttelte mir die Hand und ging, ohne eine Antwort abzuwarten.

Da saß ich nun mit einem Blankoscheck und einem Termin, den ich nicht mal zugesagt hatte. Abgelehnt hatte ich ihn aber auch nicht. Ich bestellte mir noch einen Kaffee und überlegte, was ich tun sollte. Immer wieder schaute ich auf den Scheck. 5000? 10000? Was sollte ich eintragen? Und vor allem – wollte ich das? Doch dann siegte – ich gebe es zu – der Gedanke an das Honorar. Ich machte das alles schließlich nicht nur, weil ich Menschen glücklich machen wollte, sondern auch wegen des Geldes. Ich nahm mir ein Zimmer in einer nahegelegenen Pension und verbrachte den Abend mit einem Kinobesuch.

Am darauffolgenden Tag genoss ich die Sonnenstrahlen bei einem ausgedehnten Spaziergang und aß später in einem griechischen Lokal, ehe ich mich fertig machte – duschen, rasieren und aus meinem Notfallkoffer, den ich immer bei mir habe, nahm ich mir ein frisches Hemd.

Um kurz vor sieben Uhr abends stand ich in der Hotellounge, wo ich kurz nach meiner Ankunft Dieter entdeckte. Als er mich sah, kam er rasch auf mich zu. »Da sind Sie ja!«, begrüßte er mich erfreut. »Kommen Sie mit!«

Wieder hatte ich keine Wahl. Ich folgte ihm in den ersten Stock, wo wir eine kleine Suite betraten.

»Meine Frau ist noch nicht da. Sie weiß von nichts, und sie wird auch nichts erfahren.«

Ich sah ihn vollkommen entgeistert an. »Und … wie soll ich …?«

»Sie verstecken sich hier …«, er zeigte auf einen Wandschrank, »in diesem Schrank. Keine Sorge, da ist Platz genug. Meine Frau kommt in etwa zwanzig Minuten hierher. Wir machen uns heute einen romantischen Abend. Es ist unser Jahrestag. So in eineinhalb Stunden etwa werde ich anfangen, Monika zu verführen, und werde mit ihr im Bett landen. Ganz sicher. Sie möchte ich bitten, sich selbst dabei schon mal in Stimmung zu bringen, wenn Sie wissen, was ich meine. Sie dürfen uns beiden selbstverständlich zusehen, wenn Sie das erregt. Meine Frau wird nichts mitbekommen, denn sie steht darauf, dass ich sie ans Bett fessele und ihr die Augen verbinde. Kurz bevor Sie ejakulieren, kommen Sie aus dem Schrank heraus und machen sich auf den Weg zu uns. Ich werde meine Frau in Position bringen, und Sie brauchen praktisch nur noch … aber gezielt, bitte! Ich verteile das dann und führe es ein, so weit wie möglich. Damit ist ihr Teil der Aufgabe erledigt und Sie können gehen.«

Ich stand da wie vom Blitz getroffen. Ich hatte in den letzten Jahren zwar viel erlebt, aber das ein Mann von mir wollte, dass ich sie ohne ihr Wissen befruchtete ... Das gehörte zu den verrücktesten – und erschreckendsten – Dingen, die ich je gehört habe.

»Das meinen Sie doch nicht ernst!«, war alles, was ich hervorbrachte.

»Doch, doch! Natürlich meine ich es ernst. Und mal ehrlich – es ist doch für Sie auch kein großer Unterschied. Sogar Ihre Anonymität bleibt, zumindest meiner Frau gegenüber, gewahrt!« Er sah mich mit flehenden Augen an. »Denken Sie daran: Der Scheck ist blanko!«

Ich war vollkommen perplex. Sollte ich mich an dieser Aktion wirklich beteiligen? Doch schließlich nickte ich und zog mich bis auf meine Unterhose aus – jedoch nicht ohne vorher den von mir vorbereiteten Vertrag mit den üblichen Bedingungen aus meiner Jackentasche zu ziehen.

»Hier! Schreiben Sie Ihre Daten rein und unterschreiben Sie!« Er guckte etwas verwundert, meinte dann aber mit Blick auf die Uhr: »Geben Sie schon her! Jaja, ich unterschreibe ja schon. Wo? Ach unten!«

»Ihr Name! Schreiben Sie bitte oben Ihren Namen hinein!« Ich war mir zwar noch immer nicht sicher, ob ich den Auftrag wirklich annehmen wollte – doch ohne irgendetwas Schriftliches konnte ich diese Nummer auf keinen Fall durchziehen.

Er füllte den Vertrag wie geheißen aus, gab ihn mir zurück und schob mich dann zusammen mit meiner Kleidung in den Schrank. Dann schloss er die Tür – keinen Moment zu früh, denn ich hörte schon ein paar Sekunden später, wie Dieters Frau Monika ins Zimmer kam.

Die beiden begrüßten sich herzlich. Sie freute sich sehr, dass ihr Mann so ein schönes Ambiente für ihren Jahrestag gewählt hatte. Ich hörte Sektgläser und leise Musik. Irgendwann flüsterten die beiden nur noch. Das änderte sich schlagartig, als es ins Bett ging. Ich hörte ein Rascheln und das Klacken von Handschellen. Dann wurde Monika immer lauter. Ihr Stöhnen verriet den stetig ansteigenden Grad ihrer Erregung. Nun wagte ich, die Schranktür zu öffnen und mir das Treiben der beiden anzuschauen.

Sie lag, Arme und Beine ausgestreckt und ans Bett gefesselt, mit verbundenen Augen da und genoss die Streicheleinheiten ihres Gatten, der nackt wie Gott ihn geschaffen hatte vor ihr kniete. Also brachte ich mich »in Stimmung«, wie Dieter es angeraten hatte – immerzu den Gedanken in meinem Kopf, was ich hier eigentlich gerade tue. Nach gut fünf Minuten merkte ich, dass es bei mir nicht mehr lange dauern würde. Ich ging rasch, aber leise, zu den beiden hinüber und deutete Dieter an, dass ich gleich so weit wäre. Er nickte, zog mit seinen Fingern die Schamlippen seiner Frau auseinander. Der Anblick war zugegebenermaßen sehr erregend, doch als ich merkte, dass ich kaum mehr an mich halten konnte, wandte ich mich ab. Dieter sah mich verdutzt an, beschäftigte sich aber dann schnell weiter mit seiner Frau.

Ich huschte zum Schrank, um meine Kleidung zu holen. Dann ging ich leise ins Bad und zog mich an. Als ich in den Spiegel schaute, fragte ich mich, ob ich das gerade wirklich erlebt hatte. Aber es war wohl so. Der Mann hätte ohne das Wissen seiner Frau fremdes Sperma in sie eingeführt. Zu was für Taten der Wunsch nach einem Kind die Menschen doch treiben kann!

Beim Rausgehen steckte ich den Scheck in Dieters Manteltasche, schlich mich aus dem Hotelzimmer und machte mich auf den Weg zur Pension. Am nächsten Morgen fuhr ich wieder nach Hause.

Ich weiß nicht, was aus Dieter und Monika geworden ist. Ob Dieter wohl einen anderen gefunden hat, der bereit war, auf diese Art und Weise eine Frau zu schwängern? Ich zumindest war froh, dass ich – auch wenn ich mir vorher nie überlegt hatte, wo meine persönlichen Grenzen bei der Ausübung meiner Nebentätigkeit liegen – nun sagen konnte: Wenn man an sie stößt, weiß man es.

NACHWORT

In jungen Jahren hatte eine von mir getroffene Fehlentscheidung enorme finanzielle Auswirkungen auf mein Leben. Das war der Grund und zugleich der Anfang meiner Tätigkeit als Samenspender. Nach den ersten Besuchen in einer Samenbank erkannte ich das gewaltige finanzielle Potential des Kinderwunsches. Und so begann ich auf privatem Wege meinen Samen zu spenden, egal ob für heterosexuelle Paare, Lesben oder Singlefrauen. Ich begann mit der Perfektionierung des Vermarktens desjenigen Gutes, das anderen Leben schenken kann. Wer kann heutzutage nicht jeden Cent brauchen? Doch im Laufe meiner Tätigkeit hat sich meine Einstellung dazu gründlich verändert, und das liegt an all den Menschen, die ich kennengelernt habe.

Ich bin eben ein ganz normaler Mensch, mit allen Tiefen und Höhen im Leben, und dazu gehören eben auch Fehler. Mein Privatleben ist von der Öffentlichkeit abgeschirmt. Aufgewachsen bin ich in einem kleinen, stockkonservativen Dorf in Bayern, in einem sehr intakten familiären Umfeld. Nach über 15 Jahren erzähle ich nun erstmals öffentlich meine Geschichte und teile meine Erfahrungen mit.

Ich bin nicht besonders, sehe nicht überdurchschnittlich gut aus, bin nicht außerordentlich intelligent. Trotzdem gab es mehr als genug Frauen, die sich darüber gefreut haben, dass ich ihnen helfen wollte. Der Ausdruck in ihren Augen, wenn sie endlich schwanger waren, ist so viel mehr wert als das Geld, das ich damit verdient habe.

Kinder sind das wunderbarste Geschenk dieser Welt. Das weiß ich inzwischen auch aus eigener Erfahrung, denn ich bin selbst ein »richtiger« Vater mit allem, was dazugehört, nicht nur biologisch. Ich bin froh, mich damals dafür entschieden zu haben, anderen zu helfen, dieses Glück zu erreichen. Die Geschichten, die ich dabei erlebt und aufgeschrieben habe, sollten auch Sie davon überzeugen, dass es sich lohnt, den Traum von einem Kind zu verwirklichen.

Wenn Sie mit Kinderwunsch nichts zu tun haben, wollte ich Sie mit meinen Geschichten zum Lachen, zum Weinen oder zum Nachdenken bringen. Habe ich das geschafft? Dann ist das Ziel meines Buches erreicht. Wenn Sie selbst an ihrem Wunschkind basteln, aus welcher Konstellation heraus auch immer, dann war der Sinn des Buches, Sie zu überzeugen, dass es sich lohnt, seinen Wunsch zu realisieren und daran zu arbeiten. Leben Sie Ihren Traum!

DANKSAGUNG

Ich möchte mich bei meiner treuen Seele Elvira Reichenwallner bedanken. Sie ist die Frau, die mir so viel ermöglicht hat und möglich macht. Sie vertritt mich in Foren, wenn es einmal in Streit ausartet, plant meine Lieferungen, wenn ich unterwegs bin, korrigiert meine Texte, betreibt meine eigene Homepage sowie die Webseite www.private-samenspender.de, die sie kreiert hat. Sie sagt mir die Meinung, wenn ich über das Ziel hinausschieße und es nicht merke. Sie badet meine Launen aus, wenn mal etwas schiefgeht. Wenn eine Empfängerin ihren Zyklus nicht versteht, Elvira erklärt es mit einer Engelsgeduld. Liebe Elvira, vielen Dank für alles!

Des Weiteren danke ich meiner virtuellen Heimat im Netz www.spendesperma.com. Dort entstanden so viele Kontakte. Das Besondere an dieser Website ist der Hintergrund: Die Betreiber der Seite haben diese nicht aus kommerziellen Gründen ins Leben gerufen haben, sondern weil sie selbst vom Kinderwunsch betroffen sind. Das ist der Unterschied zu den nicht namentlich erwähnten anderen Plattformen. Danke allen Mitgliedern von spendesperma.com, die jahrelang meine Texte ertragen mussten.

Danken möchte ich auch den vielen Frauen, die ich kennenlernen durfte. Jede Frau ist auf ihre ganz eigene Art ein wunderbares Geschöpf. Danke Euch allen.

Made in United States
North Haven, CT
04 November 2026

21765356R00113